E.-M. Baur   M. Greschner
Dr. med. — was tun?

Springer
Berlin
Heidelberg
New York
Barcelona
Budapest
Hong Kong
London
Mailand
Paris
Tokyo

E.-M. Baur   M. Greschner

Dr. med. — was tun ?

Berufliche Alternativen für Mediziner

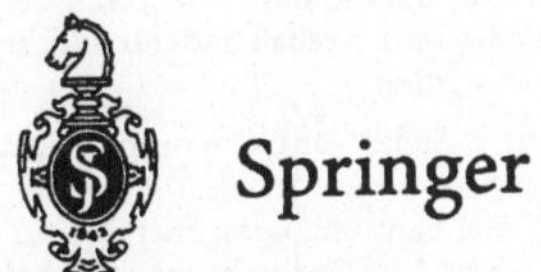

Springer

Dr. med. Eva-Maria Baur
Abteilung für Allgemeinchirurgie, Kreiskrankenhaus
Auenstraße 6, 82467 Garmisch-Partenkirchen

Dr. med. Martin Greschner
Urologische Klinik, Klinikum Mannheim
Theodor-Kutzer-Ufer, 68135 Mannheim

Die Deutsche Bibliothek - Cip-Einheitsaufnahme
Baur, Eva-Maria:
Dr. med. - was tun? Berufliche Alternativen für Mediziner / E.-M. Baur; M. Greschner. - Berlin; Heidelberg; New York; Barcelona; Budapest; Hong Kong; London; Mailand; Paris; Tokyo; Springer, 1995
ISBN-13: 978-3-540-58762-0   e-ISBN-13: 978-3-642-79443-8
DOI: 10.1007/978-3-642-79443-8
NE: Greschner, Martin

Dieses Werk ist urheberrechtlich geschützt. Die dadurch begründeten Rechte, insbesondere die der Übersetzung, des Nachdrucks, des Vortrags, der Entnahme von Abbildungen und Tabellen, der Funksendung, der Mikroverfilmung oder der Vervielfältigung auf anderen Wegen und der Speicherung in Datenverarbeitungsanlagen, bleiben, auch bei nur auszugsweiser Verwertung, vorbehalten. Eine Vervielfältigung dieses Werkes oder von Teilen dieses Werkes ist auch im Einzelfall nur in den Grenzen der gesetzlichen Bestimmungen des Urheberrechtsgesetzes der Bundesrepublik Deutschland vom 9. September 1965 in der jeweils geltenden Fassung zulässig. Sie ist grundsätzlich vergütungspflichtig. Zuwiderhandlungen unterliegen den Strafbestimmungen des Urheberrechtsgesetzes.

© Springer-Verlag Berlin Heidelberg 1995

Die Wiedergabe von Gebrauchsnamen, Warenbezeichnungen usw. in diesem Werk berechtigt auch ohne besondere Kennzeichnung nicht zu der Annahme, daß solche Namen im Sinne der Warenzeichen- und Markenschutzgesetzgebung als frei zu betrachten wären und daher von jedermann benutzt werden dürften.

Produkthaftung: Für Angaben über Dosierungsanweisungen und Applikationsformen kann vom Verlag keine Gewähr übernommen werden. Derartige Angaben müssen vom jeweiligen Anwender im Einzelfall anhand anderer Literaturstellen auf ihre Richtigkeit überprüft werden.

Umschlaggestaltung: Struve & Partner, Atelier für Gestaltung, Heidelberg
Comics: Reinhold Löffler, Dinkelsbühl
Satz: Reproduktionsfertige Vorlage von Baur und Greschner
SPIN: 10123850   15/3133 - 5 4 3 2 1 0 — Gedruckt auf säurefreiem Papier

Vorwort

Nach ausgiebiger Stoffsammlung kam dieser kleine Ratgeber zustande. Wir erheben weder Anspruch auf Vollständigkeit noch auf absolute Korrektheit der hier gemachten Angaben. Das Buch soll als Ideengeber wirken. Aufgrund der Arbeitsmarktsituation sollten wir uns heute alle mit alternativen oder konkretisierten Berufsideen beschäftigen – vielleicht kommt dabei für den einen oder anderen eine sehr zufriedenstellende Tätigkeit heraus, an die er zu Beginn des Studiums wohl kaum dachte.

Einige Berufsbilder sind tabellarisch skizziert; die Angaben stammen von den jeweiligen Instituten bzw. Firmen. Leere Tabellenzeilen bedeuten dabei einfach, daß keine Angaben gemacht wurden. Wir bedanken uns bei allen Personen, Institutionen und Firmen, die uns bereitwillig mit Informationen weitergeholfen haben. Es gab erfreulicherweise sehr wenige, die uns ihre Unterstützung versagt haben.

Danken möchten wir außerdem A. Baur, H. Greschner, T. Jaeger, T. Kleinöder und C. Stock für ihre Anregungen und Mithilfe bei der Manuskripterstellung. P. Ahrens, V. Gebhardt, D. Potempa, J. Rassweiler und U. Schiller versorgten uns mit wertvollen Insider-Informationen. Daneben danken wir der Firma WordPerfect für die Überlassung ihrer Textverarbeitung "WordPerfect für Macintosh".

Unser Dank gilt nicht zuletzt dem Springer-Verlag, und hier insbesondere Frau Repnow und Frau Wolf, die unser Projekt von Anfang an gewohnt hilfreich unterstützt haben.

Wir haben bewußt darauf verzichtet, immer "der Arzt/die Ärztin" zu schreiben u. ä., selbstverständlich sind immer beide Geschlechter gleichermaßen angesprochen.

Im Frühjahr 1995

EVA-MARIA BAUR
MARTIN GRESCHNER

Inhalt

1 Einleitung

Trotz aller Diskussionen über die "Ärzteschwemme", die nicht zuletzt durch das Gesundheitsstrukturgesetz (GSG) neue Nahrung erhalten haben, ist die Attraktivität des Arztberufs praktisch ungebrochen. Die Zulassungsbemühungen der Studierwilligen belegen dies eindrucksvoll: Die Zahl der Bewerber zum Wintersemester 1993/94 war erneut fast dreimal so hoch wie die der Studienplätze.

Auf den ersten Blick gibt es gute Gründe für den anhaltenden Boom: So lag die Arbeitslosenquote bezogen auf die Zahl der berufstätigen Ärzte bei knapp 2,5 %, und somit noch deutlich unter der von Ingenieuren und Wirtschaftswissenschaftlern. Zu bedenken ist dabei aber, daß die Auswirkungen des GSG die Ärzteschaft noch auf Jahre betreffen werden, abgesehen von zu befürchtenden Bonner Plänen, die "ausufernden" Kosten weiter zu senken.

Viele Krankenhäuser schaffen erst jetzt langsam die notwendige Infrastruktur, um das GSG überhaupt umsetzen zu können. Sind die durchaus sinnvollen Kosten-Nutzen-Rechnungen erst einmal möglich, sind weitere Personal- und Sachmittelkürzungen zu befürchten.

Noch unklarer ist die Prognose bei der Niederlassung. Die Bundesärztekammer (BÄK) schätzt eine Zahl von etwa 10 000 Niederlassungen im Jahr 1993 als Reaktion auf die jetzt deutlich erschwerte Niederlassung. Für 1993 liegt die Steigerung somit bei ca. 12 % gegenüber dem Vorjahr; üblich waren vorher drei bis vier Prozent. Die zu erwartende Zunahme an Liquidationen wird aufgrund des "gedeckelten" Gesamtvolumens zu einem Einkommensrückgang in vielen Fällen führen.

Somit wird sich der bereits in den späten achtziger Jahren festzustellende Trend einer Verschärfung der Arbeitsmarktsituation für Ärzte fortsetzen.

Jüngere Ärzte werden sich deshalb häufiger als in der Vergangenheit nach Alternativen umsehen müssen, eine Entwicklung, die anderen Berufsgruppen, man denke nur an die Lehrer, seit Jahren durchaus vertraut ist.

Ein Fortbestehen der Gesundheitsversorgung auf bekannt hohem Niveau wird nach Meinung der Arbeitsmarktexperten jedoch auch in Zukunft dem größeren Teil der nachrückenden Ärzte ausreichende Beschäftigungsmöglichkeiten bieten, wenngleich einige eben in Bereiche wie Öffentliches Gesundheitswesen, Bundeswehr, Medizininformatik, Forschung, Marketing und Vertrieb in der pharmazeutischen Industrie, Umweltmedizin oder Klinikmanagement ausweichen können oder müssen.

1.1 Wie verbessere ich meine Chancen?

Jede Art von (Zusatz-)Qualifikation ist hilfreich – unabhängig von Fachrichtung oder Einsatzbereich. Wichtigstes Qualifikationszeichen für den Berufsanfänger ist nach wie vor die Promotion. Zwar wird gerade von studentischer Seite der Zwang zur Promotion kritisiert, teilweise mit dem (u. E. in der Regel nicht zutreffenden) Hinweis auf mangelnde wissenschaftliche Wertigkeit. Als Student muß man sich eine pragmatische Sichtweise aneignen: Die Promotion ist bei der Vielzahl der Bewerbungen oftmals das erste Kriterium um auszusieben. Wer eine Promotion bei Studienende in Arbeit oder bereits eingereicht hat, sollte in seinen Bewerbungsschreiben unbedingt darauf hinweisen. Ganz abgesehen davon bietet die Promotion interessante Einblicke in die Welt der medizinischen Wissenschaft und des Publizierens sowie in interne Abläufe einer Klinik.

Ein zweiter Punkt, der zunehmend wichtiger wird, sind EDV-Kenntnisse. Da die Mehrzahl der einstellenden Chefs oder Oberärzte keine oder bestenfalls rudimentäre Kenntnisse hat, auf der anderen Seite durch Zwang zu wirtschaftlichem Arbeiten und besserer Dokumentation die EDV unaufhaltsam auf dem Vormarsch ist, sind Bewerber mit EDV-Kenntnissen relativ begehrt.

Neben diesen Kriterien tritt die früher hoch gehandelte Auslandstätigkeit während des Studiums etwas in den Hintergrund. Natürlich gilt auch hier wiederum ganz pragmatisch: Wer noch keinen Doktortitel hat, dafür allerdings einen Teil des PJs z. B. in den USA abgeleistet hat, verbessert seine Chancen auf eine AiP-Stelle.

Angesichts einer Vielzahl von ähnlich qualifizierten Bewerbern ist heute mehr denn je "Vitamin B" ein wichtiges (in der Regel natürlich negiertes) Einstellungskriterium. Auch wer familiär nicht entsprechend "vorbelastet" ist, kann vielleicht doch die eine oder andere Beziehung auftun, über Bekannte, entfernte Verwandte etc. Selbstverständlich bietet das Studium, über die bei einer Famulatur oder Promotion geknüpften Kontakte auch Möglichkeiten, sich Beziehungen zu schaffen. Daneben gibt es gerade im universitären Bereich eine Unmenge Möglichkeiten, sich sozial und gleichzeitig karrierefördernd zu engagieren, sei es nun für die musisch Begabten die Mitwirkung im Ärzteorchester oder für die sportiven Typen die Teilnahme am Fußballteam. Es gelingt so doch dem einen oder anderen, geburtsbedingte Startnachteile auszugleichen.

1.2 Beschäftigungssituation[1]

1992 waren laut Bundesärztekammer 307 994 Ärztinnen und Ärzte bei den Landesärztekammern gemeldet. Somit entfallen auf einen Arzt weniger als 310 Einwohner (1961: 735 Einwohner pro Arzt). Deutschland liegt damit im internationalen Vergleich weit vorne, die Schweiz beispielsweise bringt es nur auf 620 Einwohner pro Arzt. In Italien ist die Relation – für den angehenden Arzt – noch ungünstiger als in Deutschland; 220 Einwohner "teilen" sich einen Arzt.

Von den in Deutschland gemeldeten Ärzte waren 81,7 % ärztlich tätig, davon wiederum ca. 17 % in den neuen Bundesländern. Der Frauenanteil lag Ende 1992 bei 34 %.

Rund 97 000 Ärzte sind niedergelassen, davon sind 23,1 % Frauen. Unter den Niedergelassenen befinden sich ca. 76 000 Fachärzte. Die restlichen 55 000 Fachärzte haben zum großen Teil eine Chef- (12 000) oder Oberarztstelle (20 000).

Nach Unterbrechung durch Einführung des AiP mit nachfolgender Verzögerung der Vollapprobation ist die Zahl wieder auf die Mitte der achtziger Jahre üblichen Werte von mehr als 10 000 Approbationen pro Jahr gestiegen – Tendenz weiter steigend.

---

1 Alle Angaben beruhen auf Mitteilungen der Zentralstelle für Arbeitsvermittlung der Bundesanstalt für Arbeit, der Bundesärztekammer, des Bundesausschuß der Ärzte und Krankenkassen und des Statistischen Bundesamtes

Bis zum Beginn der siebziger Jahre war die Zahl der niedergelassenen Ärzte größer als die der Krankenhausärzte. Danach wuchs die Zahl der angestellten Ärzte sowohl relativ als auch absolut schneller. Eine (kurzfristige) Umkehr dieser Zuwachsraten war ab 1992 als Folge der sich abzeichnenden Niederlassungsbeschränkung im Rahmen des GSG festzustellen.

Die Zahl der Krankenhausärzte stieg 1992 in den alten Bundesländern um 3,3 %, in den neuen Bundesländern nahm die Zahl sogar um 1,0 % ab.

Etwa 10 800 Ärzte waren 1992 bei Gesundheitsämtern, Versicherungsanstalten, Versorgungsämtern, Berufsgenossenschaften und vergleichbaren Institutionen beschäftigt, praktisch unverändert viele gegenüber dem Vorjahr. 18 900 Ärzte waren in sonstigen Bereichen beschäftigt, darunter auch die in der Privatwirtschaft.

1.3 Arbeitsmarkt

1.3.1 Ärzte im Praktikum

Seit der Einführung des AiPs 1988 gab es nur verhältnismäßig geringe Schwankungen auf dem Arbeitsmarkt, einmal abgesehen von den mit der Wiedervereinigung zusammenhängenden Änderungen. Jährlich kann die Fachvermittlung etwa ein Drittel bis die Hälfte der ca. 1300 Bewerber vermitteln. Zumeist sind dies aber Offerten von niedergelassenen Ärzten, wesentlich seltener von Krankenhäusern, und wenn, dann meist ohne realistische Option auf eine Übernahme ins Assistenzarztverhältnis. Überhaupt darf die Übernahme als Assistent als die große Hürde gelten, die es zu nehmen gilt. AiP-Stellen sind vergleichsweise einfacher zu bekommen.

Interessante Alternativen für AiPs bilden Beschäftigungen in Großbritanien (vgl. Seite 23) und der Schweiz (vgl. Seite 22).

1.3.2 Assistenzärzte

Ein kurzer Rückblick in bessere Zeiten: Ende der siebziger Jahre gab es jährlich um die 500 "arbeitslose" Ärzte, denen ein vier- bis fünffaches (!) an offenen (!!) Stellen gegenüberstand. Seit Anfang der 80er Jahre kehrte sich dieser Trend um.

Bei der letzten offiziellen Erhebung Ende Juni 1993 gab es insgesamt 4554 Bewerber (Frauenanteil: 55 %), die sich um 574 offene Stellen bemühten.

Der Übergang aus der AiP-Zeit in entsprechende Weiterbildungsstellen stellt dabei den größten Engpaß dar. Relativ gut vermittelbar sind Allgemeinmedizin, Innere Medizin und Anästhesiologie; Stellen in der Radiologie waren offensichtlich sogar aus Mangel an Bewerbern schwer zu vermitteln. Am schlechtesten sieht es mit pädiatrischen Weiterbildungsstellen aus, die kaum bei den Fachvermittlungsdiensten angeboten wurden.

Die Angebote aus der pharmazeutischen und chemischen Industrie waren deutlich rückläufig, gesucht wurden vor allem Mitarbeiter für die Bereiche Marketing und Vertrieb.

Parallel verläuft vor dem Hintergrund leerer öffentlicher Kassen die Entwicklung im öffentlichen Gesundheitswesen; Bewerber, die keine Zusatzbezeichnung etwa in Arbeitsmedizin aufweisen konnten, hatten schlechte Chancen.

1.3.3 Fachärzte

Bei den Fachärzten sieht es vergleichsweise (noch) günstig aus. 1993 meldeten sich 1726 Arbeitssuchende, darunter 39 % Frauen. Für diese Gruppe standen 900 offene Stellen zur Verfügung.

Von den 7000 - 8000 Ärzten, die bisher jährlich ihre Weiterbildung abgeschlossen hatten, wurde etwa ein Viertel von den Krankenhäusern übernommen. Als Folge der im GSG verankerten Niederlassungsbeschränkungen werden die Kliniken künftig, deutlich mehr als in der Vergangenheit, einem Ansturm von Fachärzten gegenüberstehen.

Der Stellenmarkt für in der Klinik angestellte Fachärzte erwies sich in den letzten Jahren als relativ stabil. Im "Deutschen Ärzteblatt" wurden jährlich ungefähr 1800 - 2000 Positionen für Chef- und Oberärzte ausgeschrieben, das Verhältnis lag bei 1 : 2. Relativ gut war die Situation für Orthopäden, Neurologen/Psychiater und Gynäkologen.

Zu beachten ist dabei, daß ein Rückgang an Offerten aus den alten Bundesländern durch vermehrte Angebote aus dem Osten kompensiert wurde.

1.4 Auswirkungen des Gesundheitsstrukturgesetzes

Mit diesem Gesetz sollen die Kosten des gesamten Gesundheitswesens für einen bestimmten Zeitraum eingefroren oder gedeckelt werden, was sowohl die Personalhaushalte der Krankenhäuser als auch die Anzahl der niedergelassenen Ärzte betrifft.

Niederlassen kann man sich demnach nur noch, wenn für die betreffende Facharztgruppe und die ausgewählte Region keine "Überversorgung" besteht.

Der allgemeine, bedarfsgerechte Versorgungsgrad wird vom "Bundesausschuß der Ärzte und Krankenkassen" auf der Grundlage des tatsächlichen Versorgungsstandes vom 31.12.1990 definiert. Dieser Ausschuß ist das Selbstverwaltungsgremium der kassenärztlichen Bundesvereinigung, der Bundesärztekammer und der Krankenkassen. Eine Überversorgung für eine Arztgruppe in einem Planungsbereich besteht bei einer Überschreitung um mehr als 10 % dieses Schwellenwertes. Für die alten Länder sind insgesamt 359 Planungsbereiche festgelegt worden, die wiederum zehn verschiedenen Kategorien zugeordnet werden. Das Hauptkriterium dieser Zuordnung ist dabei die Einwohnerdichte. Vor allem in Ballungsgebieten ist die Niederlassung für die meisten Arztgruppen schwierig bis unmöglich.

Ausnahmen von den so definierten Zulassungsbeschränkungen sind in Einzelfällen aber möglich, etwa wenn "ein nachweislicher lokaler Versorgungsbedarf in der vertragsärztlichen Versorgung in Teilen eines großstädtischen Planungsbereichs oder eines großräumigen Landkreises" besteht. Ausnahmen können auch gemacht werden, wenn die Fachgebietsbeschreibung auch ambulante Operationen einschließt, diese Versorgungsform aber nicht in ausreichendem Maße angeboten wird und der Bewerber ambulante Operationen durchführt.

Die wichtigste Ausnahme von den Zulassungsbeschränkungen stellt aber die Tatsache dar, daß sie nur für Arztgruppen gilt, denen zum 31.12.1990 mehr als 1000 Vertragsärzte angehörten. Dies sind Ärzte für Allgemeinmedizin/Praktische Ärzte, Augenärzte, Chirurgen, Dermatologen, Gynäkologen, HNO-Ärzte, Internisten, Nervenärzte (dazu gehören Neurologen und Psychiater), Orthopäden, Pädiater, Radiologen und Urologen.

Die Anstellung von Praxisärzten ("Dauerassistenten") unterliegt den gleichen Bedingungen wie eine Niederlassung; sie ist nur in offenen Planungsbereichen möglich.

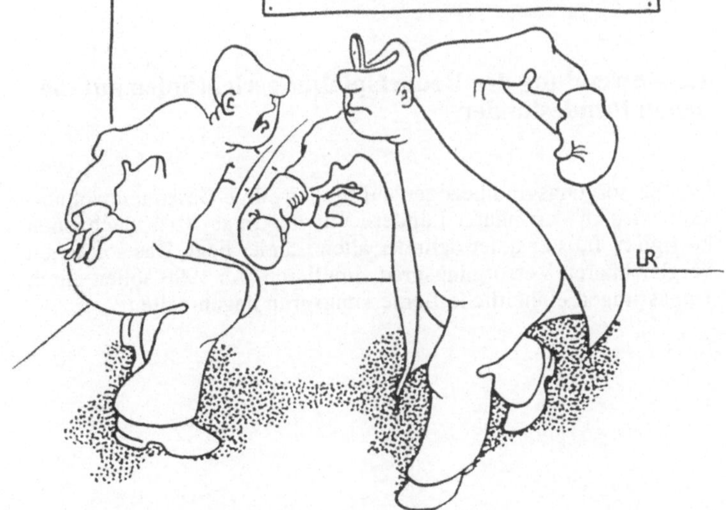
SONDERANGEBOT
AMBULANTE
NIERENSTEIN –
ZERTRÜMMERUNGEN

Alle anderen, "kleinen" Arztgruppen genießen Niederlassungs-
freiheit, allerdings nur bis zur nächsten Prüfung durch den
Bundesausschuß. Diese Prüfung findet alle zwei Jahre statt; die
nächsten Änderungen treten zum 1.1.1995 in Kraft.

Momentan gehören hierzu die Fachgruppen Anästhesiologie
und Intensivmedizin, Arbeitsmedizin, Hygiene, Kinder- und
Jugendpsychiatrie, Labormedizin, Mikrobiologie und Infektionsepidemiologie, Mund-, Kiefer- und Gesichtschirurgie, Neurochirurgie, Nuklearmedizin, Öffentliches Gesundheitswesen, Pathologie
und Pathologische Anatomie, Pharmakologie und Toxikologie,
Psychotherapie und Rechtsmedizin.

Es lohnt sich also u. U. schon, über Alternativen zu dem eigent-
lich gewünschten, aber evtl. von Zulassungssperren betroffenen
Fachgebiet nachzudenken. Da dies jedoch allgemein verfügbare
Informationen sind, muß natürlich davon ausgegangen werden, daß
andere auf die gleiche Idee kommen. Am Ende der Weiterbildung
könnte dann auch die alternative Fachrichtung "dicht" und damit
die angestrebte Niederlassung erschwert oder sogar unmöglich
sein.

Absehbar ist beispielsweise schon jetzt, laut Angaben des
Bundesausschuß, daß Psychotherapeuten ab 1995 mit Beschrän-
kungen zu rechnen haben.

1.5 Anwendung der Bedarfsplanungsrichtlinien auf die neuen Bundesländer

Der Versorgungsgrad bezogen auf die jeweilige Gesamteinwohner-
zahl wird in den neuen Ländern um maximal 30 % nach oben
korrigiert, falls er unter dem der alten Länder liegt. Das soll einen
vergleichbaren Versorgungsgrad simulieren. Ab 1999 sollen durch
Anpassungen einheitliche Bemessungsgrundlagen gelten.

Lebenslauf eines Niedergelassenen

Dr. D. P., Garmisch-Partenkirchen

Ich studierte Medizin und schloß meine Ausbildung als promovierter Urologe in einer Universitätsklinik ab. Schon während der Zeit an der Uni stellte sich wiederholt die Frage, ob ich die universitäre Laufbahn weiter fortsetzen wollte. Oberflächliche, kurzlebige Wissenschaft und ein starres hierarchisches Gefüge ließen den Spalt zwischen Berufswunsch und Realität zunehmend klaffen. Der zudem mangelnde Patientenkontakt in einer Universitätsklinik ließ mich alternative Lösungen anzustreben. Die Niederlassung sowie die zusätzliche Leitung eines modernen Behandlungszentrums stellte eine anzustrebende Alternative dar.

Seit der Niederlassung ist der ursprüngliche Wunsch eines Mediziners nach intensivem Patientenkontakt erfüllt. Die Kombination aus Praxisleitung und Führen eines davon unabhängigen Therapiezentrums stellt sicher eine überdurchschnittliche Anforderung dar und sorgt für zufriedenstellende Einkünfte. Seit meiner Selbständigkeit arbeite ich eher mehr als in der Klinik, doch empfinde ich die Belastung als geringer. Die Existenzgründung ist sicher eine erhebliche finanzielle Belastung, die sich nur über Jahre abtragen läßt. Dies muß bei einer solchen Entscheidung immer wieder berücksichtigt werden. So angenehm die Selbständigkeit ist, so teuer muß sie erkauft werden.

Meine Entscheidung habe ich bis heute noch nicht bereut.

1.6 Arbeitsmarktprognosen

Die Dynamik der nachwirkenden Wiedervereinigung und der fast
zeitgleich ablaufenden Änderung des Gesundheitsstrukturgesetzes
machen Prognosen sehr schwierig. Die folgenden Angaben
beruhen größtenteils auf offiziellen Verlautbarungen der Zentralstelle für Arbeitsvermittlung der Bundesanstalt für Arbeit (ZAV).

1.6.1 Prognosen für Klinikärzte

Auch im Krankenhausbereich gilt seit Anfang 1993 die Budgetie-
rung. Die Steigerung der Krankenhausausgaben dürfen nicht
schneller steigen als die Grundlohnsumme. Da ca. 70 % der
Ausgaben an Krankenhäusern und Kliniken Personalaufwendun-
gen sind, bietet sich dieser Posten als Ziel von Einsparungsbemü-
hungen an. Durch die Niederlassungswelle 1993 ist noch einmal
kurzfristig Bewegung auf dem Teilarbeitsmarkt Krankenhaus
entstanden. Langfristig ist jedoch eher eine Reduzierung beim
ärztlichen Personal zu erwarten. Ausgenommen von den Personal-
einsparungen sind nach Einschätzung der Deutschen Kranken-
hausgesellschaft (DKG) höchstwahrscheinlich die Verwaltungsab-
teilungen, die künftig detailliertere Kostenabrechnungen (Pflege-
kosten, Sonderentgelte und Fallpauschalen) erstellen müssen. Zu
befürchten sind hier interne Umschichtungen von ärztlichen
Planstellen auf Verwaltungsstellen.

Daneben befürchtet die DKG sogar die Schließung von
Kliniken und Krankenhäusern aufgrund wirtschaftlicher Schwie-
rigkeiten.

1.6.2 Prognosen für Fachärzte

Der Arbeitsmarkt für Fachärztinnen und Fachärzte befindet sich
zur Zeit im Umbruch, bedingt durch die Umsetzung des Gesundheitsstrukturgesetzes, die allgemeine konjunkturelle Entwicklung
und die Finanzlage der öffentlichen Haushalte.

Der Fachvermittlungsdienst kommt zu folgenden Prognosen:

In den ostdeutschen Krankenhäusern wird die Bettenzahl
weiter reduziert. Die bauliche und technische Modernisierung
ostdeutscher Kliniken läuft wegen fehlender Mittel und krasser

Fehleinschätzung der nötigen Maßnahmen langsamer als erwartet. Trotz der schrittweisen Angleichung der Gehälter an Westniveau, sind viele Chefarzt- und Oberarztstellen wegen "Standortnachteilen" schlecht zu besetzen.

Neben den hier benötigten Fachärzten ist mit der Schaffung weiterer Positionen in neuen Fachrichtungen zu rechnen, etwa in der Fachrichtung Psychiatrie oder Rehabilitation.

In den alten Bundesländern besteht besonders in Rehabilitations- und Kurkliniken (z. B. in der Orthopädie) oder Fachkliniken (Suchtbehandlung, Psychiatrie) noch Bedarf an Fachärzten.

1.6.3 Öffentliches Gesundheitswesen

Die relative geringe Anzahl von ca. 6500 Fachärzten in den Gesundheitsämtern, bei den Versicherungsanstalten, bei der Bundeswehr, bei Behörden und anderen öffentlich-rechtlichen Körperschaften wird laut ZAV mehr oder weniger konstant bleiben. Allerdings zeigt sich gerade anhand des Beispiels Bundeswehr, wie schnellebig Prognosen sein können: Durch die kürzlich auch vom Bundesverfassungsgericht abgesegnete neue Rolle der Bundeswehr als humanitäre Eingreiftruppe ist nach Bundeswehrangaben eine Aufstockung des Sanitätsdienstes, somit auch der Zahl der Ärzte, bereits beschlossen.

1.6.4 Industrie

Besonders kritisch ist zur Zeit die Situation für Fachärztinnen und Fachärzte in der Industrie, die ebenfalls aufgrund schlechter wirtschaftlicher Eckdaten und in Folge des GSG ihre Mittel kürzt. Betroffen ist dabei vor allem der Forschungsbereich.

Der Arbeitsmarkt für Arbeitsmediziner gerät ebenfalls unter Druck. Als Folge des konstanten Stellenabbaus in der Großindustrie wird auch der Werksärztliche Dienst eingeschränkt. Aus Kostengründen übertragen immer mehr Unternehmen die betriebsärztliche Betreuung ihrer Mitarbeiter überbetrieblichen arbeitsmedizinischen Diensten. Das führt natürlich primär zu einer Verschiebung des Arbeitsfeldes, durch Konzentration auf zentrale Stellen sind sekundär aber auch hier für die Zukunft eher schlechtere Chancen zu erwarten.

2 Weißkittel-Dasein

2.1 Klinikdasein – Niederlassung

In diesem Bereich werden trotz wachsender Bedeutung der alternativen Berufsfelder auch in Zukunft die meisten Mediziner (ca. 90 %) beschäftigt sein. Dies wird sich auch in fernerer Zukunft nicht ändern, da das hohe medizinische Niveau in Deutschland sicher gehalten wird. Was sich jedoch vermutlich verschlechtern wird, wegen der einmal immer knapper werdenden Finanzlage für den Wirtschaftsbereich Gesundheit und dem zunehmend überschwemmten Arbeitsmarkt, ist die Arbeitssituation. Immer mehr Überstunden ohne Bezahlung, immer mehr Konkurrenzdruck in den Kliniken, ebenso wie bei den niedergelassenen Kollegen.

Man wird versuchen müssen – sei es in der Klinik oder in der Praxis – durch besondere Leistungen und Zusatzqualifikationen sich von der Masse zu unterscheiden.

Bei genauerem Studium der Weiterbildungsordnung zeigt sich nämlich, daß manche der Zusatzbezeichnungen mit relativ wenig Aufwand zu erlangen sind, da ein Teil der Voraussetzungen, z. B. die zweijährige klinische Tätigkeit, schon erfüllt ist.

Andererseits sieht man anhand der Leistungskataloge in der Weiterbildungsordnung, daß die Anforderungen zum Teil kaum zu erfüllen sind, bzw. nur durch häufigen Stellenwechsel.

Sofern nicht der Berufsweg genau feststeht und man unschlüssig ist, welchen Weg man denn gerne einschlagen möchte, bietet es sich an, eines der "großen" Fächer als Einstieg zu wählen. Eine einjährige Tätigkeit in Innerer Medizin und/oder Chirurgie z. B. wird für viele Gebiets- oder Zusatzbezeichnungen benötigt. Sollte also die Möglichkeit für solch eine Anstellung bestehen, auch wenn es sich nicht um das (vielleicht noch nicht feststehende) Wunschfach handelt, sollte man zupacken.

2.2 Facharztweiterbildung

Wir haben diesem Buch im Anhang einen komprimierten Auszug
der Musterweiterbildungsordnung beigefügt. Diese wurde vom 95.
Deutschen Ärztetag 1992 verabschiedet und gilt als Vorschlag für
die einzelnen Landesärztekammern zur endgültigen Verabschie-
dung auf Länderebene. Üblicherweise unterscheiden sich diese
bindenden Weiterbildungsordnungen nur in Details, die dann –
ebenso wie die exakten Anforderungen für OP-Katalog bzw.
Untersuchungszahlen – dort genauer zu erfragen sind. Alle Details
hier aufzuführen, hätte bei weitem den Rahmen gesprengt. Die
Weiterbildungsordnung wurde je nach Fachgebiet mehr oder
weniger einschneidend verändert. Insgesamt gibt es jetzt anstatt
vorher 28 nun 41 Gebiete, in denen man somit auch die Gebietsbezeichnung erlangen kann.

Allgemein wurde verändert, daß neben dem Erlangen einer
"Gebietsbezeichnung" (z. B. Facharzt für Chirurgie oder Chirurg)
auch eine "Schwerpunktbezeichnung" (z. B. Thoraxchirurgie) –
früher Teilgebiet – erlangt werden kann. Außerdem gibt es noch
den "Bereich" oder die "Zusatzbezeichnung": Diese erweitert
nicht den Umfang des Gebietes, sondern beinhaltet bestimmte
Kenntnisse und Erfahrungen, die z. T. auch mehreren Gebieten
entstammen können.

Als weitere Neuheit wurde die fakultative Weiterbildung eingeführt. Sie beschreibt zusätzliche Weiterbildungsinhalte, die auch
eine zusätzliche Weiterbildungszeit erforderlich machen. Diese
Bezeichnung darf gegenüber Patienten nicht geführt werden.

Eine weitere Neuerung ist der Begriff der Fachkunde, bestimmte
Kenntnisse und Fertigkeiten für bestimmte Methoden. Ebenfalls
eine Bezeichnung, die gegenüber Patienten nicht geführt werden
darf.

In der Chirurgie wurde z. B. der "Basischirurg" eingeführt, der
nur noch (!) eine fünfjährige Weiterbildung vorsieht mit geringeren
Anforderungen an den OP-Katalog. Im Gegenzug wurden
genauere Vorschriften gemacht, welche Fallzahlen an bestimmten
diagnostischen Maßnahmen vorzuweisen sind. Ebenso wurden die
Anforderungen für die Schwerpunktbezeichnungen auf die Dauer
von drei Jahren verlängert.

Lebenslauf eines Chefarztes

Dr. J. J. R., Heilbronn

Nach dem Abitur begann ich zunächst mit einem Physik-studium, war aber aufgrund fehlender mathematischer Grundkenntnisse so frustriert, daß ich überglücklich nach einem Semester den frei werdenden Medizinstudienplatz annahm. Hier lagen die geforderten naturwissenschaftlichen Basiskenntnisse auf einem deutlich niedrigeren Niveau, andererseits faszinierte mich Anatomie, aber auch erste klinische Erfahrungen des Krankenpflegepraktikums. Diese praktischen Erfahrungen wurden sehr rasch während der Semesterferien als Anästhesiepfleger erweitert. Schon hier wurde das Interesse für das Arbeiten im OP-Saal geweckt. Gleichzeitig war dies auch eine gute Möglichkeit, das Studium teilweise zu finanzieren.

Der entscheidende Richtungsweiser für die berufliche Karriere war die Wahl der Doktorarbeit. Hier entschloß ich mich, mit einem Freund ein Projekt gemeinsam anzugehen. Faszinierend war die Tatsache, daß uns eine Aufgabe gestellt wurde und zur Lösung des Problems ein umfangreiches tierexperimentelles Labor inklusive OP und Röntgeneinrichtung zur Verfügung stand. Während der gesamten Zeit der Dissertation wurden wir zunehmend in die Abteilung integriert und waren schließlich eine echter Bestandteil des Personalstabs. Dies trug wesentlich zur Identifikation mit der gestellten Aufgabe bei, beinhaltete gleichzeitig aber auch eine hervorragende Ausbildung im wissenschaftlichen Arbeiten, was durch die Tatsache dokumentiert sei, daß wir beide schon eigene Publikationen und Vorträge vor Ablauf der Approbation vorweisen konnten.

Über persönliche Kontakte des Doktorvaters wurden Wege in das spätere Arbeitsgebiet der Urologie gebahnt und dieses Fach im Praktischen Jahr ausgewählt. Hier konnte ich das wissenschaftliche Basiswissen schon während des PJs vertiefen, wobei die motivierende Art des Klinikchefs das Interesse an diesem Fach noch verstärkte. Allerdings wurde zunächst ein Jahr Pathologie als solide Grundausbildung an der Universität Tübingen vor die spätere Ausbildung zum Urologen gesetzt.

Sicherlich ist es heute schwieriger, angesichts der verlängerten Studien- und Ausbildungszeit (Arzt im Praktikum!) eine derartige Grundausbildung zu erfahren. Sie erscheint mir dennoch empfehlenswert. Leider können aufgrund des frühen Ausbildungsstandes vor allem die für den später chirurgisch tätigen Arzt die sich bei der Sektion ergebenden Möglichkeiten eines exakten Studiums der Anatomie nur unvollständig genutzt werden.

Nach Rückkehr an die Urologische Klinik legte ich mit einer einjährigen Unterbrechung den Facharzt für Urologie in einem städtischen Krankenhaus ab. Diese Haus stand während der Ausbildungszeit international wissenschaftlich sehr im Mittelpunkt, was reichlich Möglichkeiten zu Publikationen und Vorträgen gab. Gleichzeitig wurden Forschungsvorhaben, die sich aus meiner Dissertation entwickelten, weitergeführt.

Nach Ablage des Facharztes stellte sich mir endgültig die Frage nach der Vervollständigung des wissenschaftlichen Werdeganges, insbesondere zur Ablegung einer Habilitation. Aus diesem Grund war der Wechsel an eine Universitätsklinik dringend erforderlich. Hier bot sich überraschend die Möglichkeit einer leitenden Oberarztstelle an, die sofort akzeptiert wurde. Nach einer Eingewöhnungsphase von zwei Jahren konnte ich mich dort erfolgreich habilitieren. Befreit von diesem Ballast, konnte ich mich auf neue wissenschaftlich-klinische Aufgaben konzentrieren, die in die Perfektion in eine neuartige Technik mündete.

Basierend auf einer sechsjährigen Tätigkeit als leitender Oberarzt sowohl im organisatorischen, wissenschaftlichen und klinischen Bereich bewarb ich mich parallel um ein Ordinariat und eine Chefarztstelle an einer städtischen Klinik. Beim Ordinariat landete ich in "tertio loco", bei der Chefarztstelle wurde ich im ersten Wahlgang vom Gemeinderat gewählt, was ich auch freudig akzeptierte.

Gegen den erneuten Versuch, ein Ordinariat anzustreben, standen die zunehmend kritische Vertragsgestaltung, der Ort des neuen Arbeitsplatzes (in der Nähe des Geburtsorts)

> *und die optimalen Bedingungen am neuen Arbeitsplatz sowie die sehr vagen Erfolgsaussichten bei zukünftigen Bewerbungen an Universitäten. Die bisherige Amtszeit bestätigt die Richtigkeit dieser Wahl in vollem Umfang. Welche gestalterischen Möglichkeiten man als Chefarzt hat, habe ich sicherlich früher deutlich unterschätzt.*

Zu beachten:

- Wer vor dem 1.10.1993 mit der Weiterbildung begonnen hat, kann wählen, ob er nach der alten oder neuen Weiterbildungsordnung Prüfung macht. In jedem Fall ist man nachher Facharzt für z. B. Chirurgie, aus der Prüfungsurkunde geht jedoch hervor, ob aufgrund der alten oder neuen Vorschrift. Wir können hier keine allgemeingültigen Vorschläge machen, im Einzelfall muß man sich bei der Landesärztekammer beraten lassen. Ein Stellenwechsel ist nicht mehr zwingend vorgeschrieben, jedoch muß mindestens ein Jahr bei einem Chef mit voller Weiterbildungsermächtigung abgeleistet werden. In den großen Häusern besteht in der Regel die volle Weiterbildungsermächtigung mit allen Teilgebieten, hier sind dann die notwendigen Rotationen zumeist intern vorgeschrieben und nachzuweisen. Auch hier sollte man sich bei der zuständigen Landesärztekammmer erkundigen, für wieviele Jahre eine Weiterbildungsermächtigung vorliegt, um späteren Enttäuschungen vorzubeugen.
- Den in der Weiterbildungsordnung geforderten Leistungskatalog sollte man sich frühzeitig ansehen, um sich entsprechend zu orientieren. Ebenso sollte von Anfang an über jede Punktion, jede Reposition, jede diagnostische Maßnahme, wie z. B. Sonographie, Buch geführt werden, um die geforderten Zahlen nachweisen zu können.
- Vor einem geplanten Wechsel in ein anderes Bundesland muß man sich frühzeitig um die entsprechende Weiterbildungsordnung mit Leistungskatalog kümmern, da durchaus Unterschiede bestehen können.

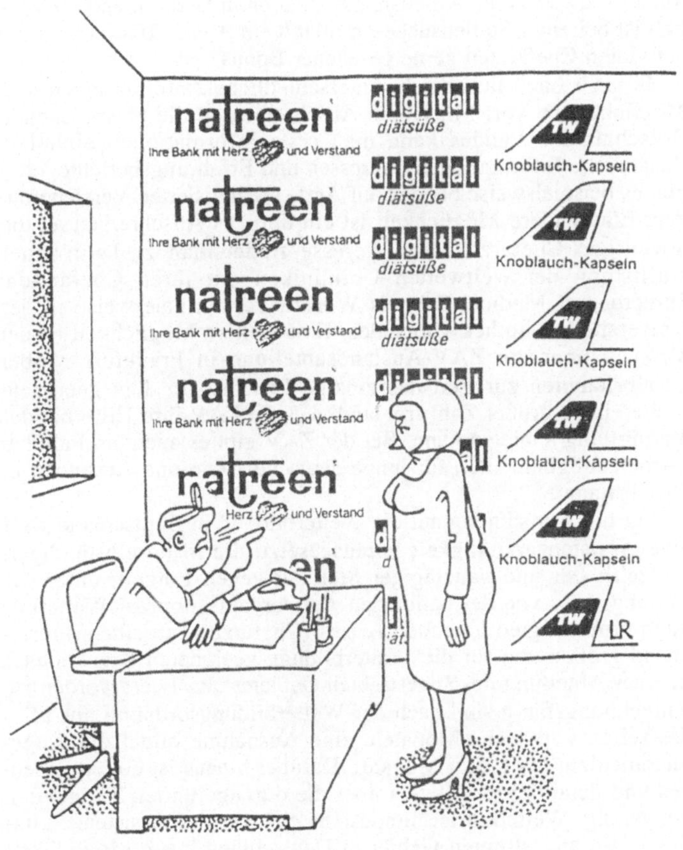

Haben sie eine Ahnung,
wie teuer es ist, eine
Praxis neu einzurichten.

2.3 Weiterbildung im Ausland

Immer mehr Jungmediziner zeigen Interesse einen Teil ihrer Weiterbildung im Ausland zu absolvieren, nicht zuletzt wegen der immer schwierigeren Arbeitsmarktsituation in Deutschland. Zusätzlich ist bei einer Stellensuche im Inland ein Auslandsaufenthalt ein bei vielen Chefärzten gerne gesehener Bonus.

Je nach Land liegen sehr unterschiedliche Anforderungen und Möglichkeiten vor. Mit einem Anschreiben an die entsprechende Botschaft des Landes kann man erste Informationen einholen. Zusätzliche Informationen (Adressen und Erfahrungsberichte, etc.) gibt es beispielsweise bei den auf Ärzte spezialisierten Versicherungen. Eine andere Möglichkeit ist ein direktes Anschreiben an die jeweiligen Chefärzte. Ihre Adresse findet man z. T. in einer Auflistung der weltweiten Unikliniken mit ihren Chefärzten: Directory of Medical Schools Worldwide, normalerweise in der Universitätsbibliothek vorhanden. Eine weitere Möglichkeit ist der Versuch über die ZAV-Auslandsabteilung in Frankfurt, wobei Großbritannien zur Zeit das einzige Land ist, in dem geeignete Stellen in so großer Zahl frei sind, daß die ZAV ihre Hilfe bei der Vermittlung anbieten kann. Bei der ZAV gibt es auch ein Faltblatt "Arbeitsmöglichkeiten für junge deutsche Ärzte und Ärztinnen in Großbritannien".

Für die Anrechnung auf die Weiterbildung in Deutschland wird eine Assistenzarzttätigkeit vorausgesetzt, die in unselbständiger, vollzeitlicher und ganztägiger Stellung gegen Entgelt, unter der Leitung eines von der nationalen Ärzteorganisation zur Weiterbildung ermächtigten leitenden Arztes (Chefarztes) an einem hinreichend großen und für die Weiterbildung geeigneten Krankenhaus in einer Abteilung des angestrebten Gebietes absolviert worden ist. Anrechnungsfähig sind nach der Weiterbildungsordnung nur Mindestzeiten von sechs Monaten, eine Ausnahme bildet die Allgemeinmedizin (evtl. drei Monate). Darüber hinaus ist ein eingehendes und detailliertes Zeugnis über die durchgeführten Tätigkeiten notwendig. Weiterhin ist mindestens ein Jahr der Assistenzarzttätigkeit im angestrebten Gebiet in Deutschland, nach Möglichkeit unter der Leitung eines voll zur Weiterbildung ermächtigten Arztes zu absolvieren, bevor die Zulassung zur Prüfung erfolgen kann.

Bezüglich der Versicherungssituation bei Auslandsaufenthalten erkundigt man sich am besten bei den betreffenden, eigenen Versicherungen (Kranken-, Haftpflicht-, Unfall- etc.), ob eine

Fortführung, Stillegung oder Veränderung notwendig ist. Die BfA in Berlin versendet z. B. ein Merkblatt "Die freiwillige Versicherung beim Aufenthalt im Ausland". Wobei für die meisten Mediziner sicher die jeweiligen Ärzteversorgungswerke zuständig sind.

Zentrale Arbeitsvermittlungsstelle
Feuerbachstraße 44
60325 Frankfurt
Tel.: 069/7111-0

Bundesversicherungsanstalt für
Angestellte (BfA)
Ruhrstraße 2
10709 Berlin
Tel.: 030/8651

2.3.1 EU-Richtlinien für Ärzte

Die Richtlinien der EU sind allgemeine Regelungen, die die Mitgliedsstaaten verpflichten, sie in nationales Recht umzusetzen.

Für die akademischen Berufe sind im Europäischen Unionsrecht die Rechte auf Freizügigkeit der Arbeitnehmer, auf freie Niederlassung der Selbständigen sowie auf freien Dienstleistungsverkehr maßgebend. Eine Grundvoraussetzung war die Anerkennung der Diplome bzw. Studienteile oder -abschlüsse aus dem "EU-Ausland". Als Voraussetzung hierfür muß die Ausbildung den Mindestbedingungen der Koordinierungsrichtlinien (sechsjähriges Hochschulstudium mit 5500 Stunden theoretischer und praktischer Ausbildung; genau umschriebene Kenntnisse, die mit dem Abschlußdiplom zu erwerben sind) entsprechen. Ist dieser Koordinierungsrichtlinie als Mindestanforderung entsprochen, dann tritt in der Anerkennungsrichtlinie der Rechtsanspruch auf die gegenseitige Anerkennung von Arzt- und Facharztdiplomen in Kraft.

Für nähere Informationen kann beim

Bundesministerium für Wirtschaft
Ref. Öffentlichkeitsarbeit
Villemombler Straße 76
53123 Bonn

der Ratgeber "Akademische Berufe im EU-Binnenmarkt" angefordert werden.

Für weitere allgemeine Auskünfte steht auch das NARIC-Büro (Nationales Informationszentrum für die akademische Anerkennung der EU) in Deutschland zur Verfügung.

Zentralstelle für ausländisches
Bildungswesen
Sekretariat der KMK
53111 Bonn
Tel.: 0228/5010

Anträge für die Anerkennung sind jedoch jeweils an die Kultus-
bzw. Wissenschaftsminister der Länder zu stellen.

2.3.2 USA

Eine weitere interessante Perspektive und Weiterbildungsalternati-
ve zum deutschen Stellenmarkt ist die Aus- und Weiterbildung in
der USA. Eine befristete klinische Tätigkeit für Mediziner (gradual
medical education bzw. "residency") ist generell in den USA
möglich. Voraussetzung hierfür sind die Approbation als Arzt
(nicht AiP), bestandene FMGEMS (Foreign Medical Graduate
Examination in the Medical Sciences) oder alternativ anerkannte
Prüfungen und ein spezieller englischer Sprachtest. Damit erhält
man auf Antrag das sogenannte ECFMG-Zertifikat. Bezüglich der
Medizinprüfung wird momentan schrittweise eine neue Prüfung
eingeführt: USMLE (United States Medical Licensing Examination), die die anderen existierenden ablösen soll. Empfehlungs-
schreiben vom Chefarzt sowie ein Brief vom Dekan, in dem der
Ausbildungsgang beschrieben ist, sind bei Bewerbungen natürlich
hilfreich.
Genauere Informationen über Prüfungen, Vorbereitungskurse,
Vorschriften, Formalitäten sind über das

United States Information System
American Embassy
Deichmanns Aue 29
53179 Bonn
Tel.: 0228/39-2053

bzw. die Amerika-Häuser zu erhalten: z. B. "Praktische Aus- und
Weiterbildung für Mediziner in den Vereinigten Statten von
Amerika". Zusätzliche gute Informationen bieten die Merkblätter
des Marburger Bundes und des Hartmannbundes.

Sie können dort unentgeltlich angefordert werden. Ebenso gibt es im Buchhandel inzwischen viele Publikationen zu den notwendigen Tests, Medical English Terminology etc.

Grundsätzlich ist für eine begrenzte Berufstätigkeit in den USA eine Genehmigung der amerikanischen Einwanderungsbehörde erforderlich, je nach Dauer und Antragsgrund gibt es hierfür verschiedene Verfahrensweisen. Für eine selbständige Berufstätigkeit wäre ein Einwanderungsvisum notwendig, welches beim

Generalkonsulat der Vereinigten
Staaten von Amerika
Siemayerstraße 21
60323 Frankfurt
Tel.: 069/75350

beantragt werden muß.

2.3.3 Österreich

Mit dem Beitritt Österreichs zur EU 1995 gelten langfristig die gleichen Regelungen wie bei den anderen EU-Mitgliedsstaaten.

Vorerst bestehen noch Übergangsregelungen, die auf den alten Vorschriften aufbauen. Wir möchten diese deswegen kurz beschreiben:

Die wie in Deutschland angespannte Arbeitsmarktsituation der Jungmediziner begrenzt die Möglichkeit einer Anstellung. Die Ausbildungsstellen werden nicht zentral vergeben.

Ein zwischenstaatliches Abkommen zwischen Deutschland und Österreich regelt(e) die Anerkennung von Studienzeiten und akademischen Graden, wovon jedoch nicht das Recht zur Berufsausübung bzw. zur Niederlassung abgeleitet werden kann.

Mit der Zusicherung einer Arbeitsmöglichkeit muß dann bei der entsprechenden Ärztekammer des Bundeslandes ein Eintrag in die Liste der ausländischen Ärzte erfolgen. Hierzu wird die Examensurkunde, Promotionsurkunde, Approbationsurkunde, Zeugnisse über die bisherige Ausbildung bzw. Facharztanerkennung und eine "Bewilligung für die Aufnahme der ärztliche Tätigkeit zu Studienzwecken" (erhältlich beim Bundeskanzleramt, Radetzkystraße 2, A-1011 Wien) benötigt.

Wer an österreichischen Ausbildungsspitälern eine praktische Ausbildung im Sinne der entsprechenden Ausbildungsvorschriften absolviert, kann von der Österreichischen Ärztekammer ein "Ausländer-Diplom" als praktischer Arzt oder Facharzt erhalten.

Österreichische Ärztekammer
Weihburggasse 10-12
A-1011 Wien
Tel.: 0043/1-514060

Österreichische Botschaft
Jochen-Nieder-Straße 2
53113 Bonn
Tel.: 0228/530060
Fax: 0228/5300645

2.3.4 Schweiz

Eine begrenzte Berufstätigkeit in einem Schweizer Spital ist relativ schwierig zu ergattern, da einheimische Arbeitskräfte bevorzugt behandelt werden müssen. Es gelingt jedoch immer wieder, eine Anstellung zu erreichen.

Für eine Tätigkeit im Anstellungsverhältnis werden in der Regel gleichwertige Studienabschlüsse anerkannt. Zur selbständigen Ausübung des Arztberufs berechtigt im Prinzip nur das schweizerische Diplom, wobei die kantonalen Gesundheitsgesetze auch Ausnahmen gestatten. Üblicherweise ist jedoch eine selbständige Berufsausübung erst nach Erhalt der Niederlassungsbewilligung möglich, die normalerweise erst nach einem zehnjährigen, ununterbrochenen Aufenthalt in der Schweiz erteilt wird.
Für Anfragen bezüglich Weiterbildungsstellen ist das

Generalsekretariat der
Schweizerischen Ärzteorganisation
Elfenstraße 18
CH-3000 Bern 16
Tel.: 0041/31-435543

zuständig. Weitaus erfolgversprechender ist sicherlich die direkte Kontaktaufnahme, bzw. noch besser das Knüpfen persönlicher Kontakte im Rahmen einer Famulatur oder während des PJ. Besonders interessant ist die Schweiz für Berufsanfänger, da der Verdienst hier in der Regel höher liegt als im deutschen AiP. Evtl. kann eine Stellensuche über Anzeigen in der Schweizerischen Ärztezeitung versucht werden, was jedoch eher eine geringe Ausbeute bringt.

Wer zur Arbeitsaufnahme in die Schweiz einreisen will, benötigt einen gültigen Paß, eine Zusicherung der Aufenthaltsbewilligung zum Stellenantritt und einen Arbeitsvertrag.

Auch in der Schweiz gibt es Vermittlungsagenturen für medizinisches Personal, die neben Krankenschwestern und -pflegern in sehr begrenztem Umfang auch Ärzte vermitteln.

Für weitere Informationen:

Schweizerische Botschaft
Gotenstraße 156
53175 Bonn
Tel.: 0228/810080

2.3.5 Großbritannien

Eine gute Alternative bietet sich in Großbritannien für flexible Berufsanfänger (Höchstalter 35 Jahre) mit englischen Sprachkenntnissen – anstelle längerer Wartezeit oder berufsfremder Beschäftigung. Viele englische Krankenhäuser suchen Assistenzärzte in den ersten Jahren der Weiterbildung. Für AiP gibt es in den Fächern "General Medicine" und "Surgery" Stellenangebote als Junior House Officer (JHO); ähnlich der Schweiz liegt der Verdienst hier meistens höher als in Deutschland. Für Bewerber mit voller Approbation werden Stellen als Senior House Officer (SHO) angeboten, bevorzugt in den Fächern Anästhesie, Orthopädie und Accident and Emergency. Innere Medizin, Dermatologie und Neurologie werden nicht angeboten.

Für die Stellensuche bietet sich am einfachsten die Vermittlungsmöglichkeit über die Auslandsabteilung der ZAV an. Weitere Möglichkeiten sind Anzeigen im deutschen Ärzteblatt bzw. im British Medical Journal oder The Lancet. Eine "Blindbewerbung" direkt an ein englisches Krankenhaus ist natürlich auch möglich. Zusätzlich gibt es in England verschiedene "Medical Agencies", die als Vermittler zwischen stellenanbietenden Krankenhäusern und stellensuchenden Ärzten auftreten.

Die Bewerbungsunterlagen sind jeweils an den Medical Staffing Officer zu richten.

Voraussetzung

Man benötigt die Teil- bzw. Vollapprobation und kann dann als deutscher Staatsangehöriger nach einer entsprechenden Registrierung – für AiP "limited registration" – bei den englischen Behörden (General Medical Council) den ärztlichen Beruf in England ausüben. Neben den fachlichen Qualifikationen müssen die Bewerber über Englischkenntnisse verfügen, die für eine ärztliche Tätigkeit ausreichen.

Anrechnung

Für die Anrechnung auf die Weiterbildung in Deutschland siehe oben. Durch den traditionell hohen Austausch von Ärzten mit Großbritannien ist jedoch die Anerkennung der Gleichwertigkeit bereits grundsätzlich geklärt.

Leistungen

Das medizinische Spektrum und die vermittelten Kenntnisse sind meist mit deutschen Häusern zu vergleichen bzw. besser. Die Vergütung für Assistenzärzte ist geringer als in Deutschland und beläuft sich mit den Diensten auf DM 40 000.- bis 60 000.-. Arbeitsstellen werden grundsätzlich zum 1.2. und 1.8. des Jahres vergeben, eine Verlängerung ist möglich. Die Frage der Übernahme von Kosten bei Vorstellungsgesprächen sind vorab mit dem entsprechenden Haus zu klären. Meist werden sie von dem Krankenhaus übernommen, außer man bekommt eine Stelle angeboten und möchte sie nicht annehmen.

Arbeitslose und von Arbeitslosigkeit bedrohte und entsprechend gemeldete Ärzte können Leistungen zur Förderung der Arbeitsaufnahme erhalten, die beim jeweiligen Arbeitsamt zu beantragen ist.

Bewerbung

Als Bewerbungsunterlagen werden folgende Unterlagen benötigt (sei es für eine private Bewerbung oder über die ZAV):
- Englisches Anschreiben an das Hospital mit neuerem Paßfoto
- Tabellarischer Lebenslauf in Englisch mit Unterschrift
- Kopien der ärztlichen Examina
- Kopie der Promotionsurkunde (sofern vorhanden)
- Kopie der Approbations- bzw. Teilapprobationsurkunde
- Praktische Tätigkeitsnachweise in Deutsch mit englischer Übersetzung
- Zwei Referenzen bzw. Referenzadressen

Ein Seminar von A.S.I. über "AiP/Assistenzarzt in Großbritannien" wird immer wieder in verschiedenen Städten Deutschlands angeboten. Termine, Orte etc. können über die Zentrale erfragt werden:

A.S.I.-Zentrale
Prothmannstraße 16
48159 Münster
Tel.: 0251/21030
Fax: 0251/2103-350

Für die Vermittlung ist ausschließlich die Auslandsabteilung der ZAV zuständig und nicht etwa die Bundesärztekammer oder andere Stellen. Dagegen kann bei Fragen zu rechtlichen Voraussetzungen, Registrierung beim General Medical Council, Anrechnung in Deutschland, detailliertes Zeugnis etc. die Bundesärztekammer in Köln weiterhelfen.
Zuletzt noch einige zusätzliche Informationsquellen:

Britische Botschaft
Friedrich-Ebert-Straße 77
53113 Bonn
Tel.: 0228/91670

General Medical Council
44 Hallam Street
GB-London WIN6 AE
Tel.: 0044/71-1580 7642

British Medical Association (BMA)
BMA House
Tavistock Square
GB-London WC1H 9JP
Tel.: 0044/71-387 7765

Information Centre
British Council
10 Spring Gardens
GB-London SW1A 2BN
Tel.: 0044/71-389 4383
Fax: 0044/71-839 6347

National Advice Centre for
Postgraduate Medical Education
(NACPME)
3rd Floor
British Council
Medlock Street
GB-Manchester M15 4PR
Fax: 0044/61-957 7111

2.3.6 Südafrika

Südafrikanische Krankenhäuser erfreuen sich einer zunehmenden Popularität bei deutschen Medizinstudenten und Ärzten. Man kann sowohl einen Teil des praktischen Jahres hier absolvieren sowie auch als AiP bzw. Assistenzarzt eine Anstellung erhalten.

Grundvoraussetzung ist ein Eintrag ins Berufsregister als "medical practitioner" oder "intern". Als AiP erfolgt für die ersten zwölf Monate der Eintrag als "intern". Für den Eintrag benötigt man Staatsexamenszeugnisse, Nachweise über ärztliche Tätigkeiten, Teil- bzw. Vollapprobation, Staatsbürgerschaftsnachweis, Arbeitsvertrag mit dem südafrikanischen Arbeitgeber. Bewerber aus Deutschland müssen eine zusätzliche Prüfung in englischer Sprache ablegen, die zweimal jährlich in der südafrikanischen Botschaft bzw. in Südafrika durchgeführt wird.

Der erste Schritt für eine Anstellung in Südafrika ist das Erreichen eines Arbeitsangebotes, eine Liste mit Angeboten können von der Botschaft angefordert werden.

Antrag auf Registrierung:

South African Medical and Dental
Council
553 Vermeulen Street
P.O. Box 205
0001 Pretoria
South Africa

Aufenthalts- und Arbeitserlaubnis, weitere Fragen:

Südafrikanische Botschaft
Auf der Hostert 3
53173 Bonn
Tel.: 0228/82010

2.4 Arbeitslosigkeit nach der Auslandstätigkeit

Um nach der Rückkehr bei einem Arbeitsamt in Deutschland einen Leistungsanspruch geltend zu machen, wird die Bescheinigung E 3030 benötigt. Diese ist bei der ausländischen Arbeitsverwaltung erhältlich. Zudem muß eine Meldung der Arbeitslostigkeit noch im Ausland erfolgen und der Arbeitslose für mindestens vier Wochen dem dortigen Arbeitsmarkt zur Verfügung stehen. Innerhalb der ersten sechs Tage nach der Rückkehr in Deutschland muß eine Meldung beim zuständigen Arbeitsamt vorliegen. Sofern ein

Rückkehrer eine Bestätigung hat, daß er in einem EU-Staat arbeitslosenversicherungspflichtig beschäftigt war (Formular E 301) und in Deutschland im Anschluß mindestens einen Tag sozialversicherungspflichtig beschäftigt ist, hat er im Anschluß Anspruch auf Leistungen nach deutschem Recht.

3 Theoretische Institute

Die Mitarbeit in einem theoretischen Institut einer Universität kann der Grundstock für eine wissenschaftliche Karriere oder eine gute Basis für den späteren Ein-/Umstieg in die Klinik darstellen. Vor allem Anatomie wird bei den Chefs operativer Fächer hoch bewertet, ebenso die Pathologie, die aber auch für konservative Fächer einen gern gesehenen Grundstock darstellt. Physiologie, Biochemie oder Chemie sind gute Grundlagen für Fächer wie Innere Medizin, Neurologie, Anästhesiologie, Klinische Pharmakologie etc.

Der in den letzten Jahren starke Trend zur interdisziplinären Forschung, vielfach die einzige Möglichkeit an öffentliche Forschungsgelder zu gelangen, macht Bewerber mit Verbindungen zu theoretischen Instituten für die Chefärzte an Universitätskliniken ebenfalls interessant. Ist die längerfristige Planung auf eine klinische Tätigkeit ausgerichtet, sollte die Mitarbeit in einem theoretischen Institut auf ca. zwei Jahre begrenzt sein.

Eine Anstellung sollte schon während des Studiums, am ehesten schon in der Vorklinik, "gebahnt" sein. Ansatzpunkte gibt es da genug: Sie reichen von einer HiWi-Tätigkeit über Jobs in den Semesterferien hin zur Promotion in dem entsprechenden Fach. Wer mehrfach Assistent im Kursus der mikroskopischen oder makroskopischen Anatomie war, dabei allerdings ggf. sein Studium verlängert, wird gute Karten haben, auch bei Bewerbungen in klinischen Fachbereichen.

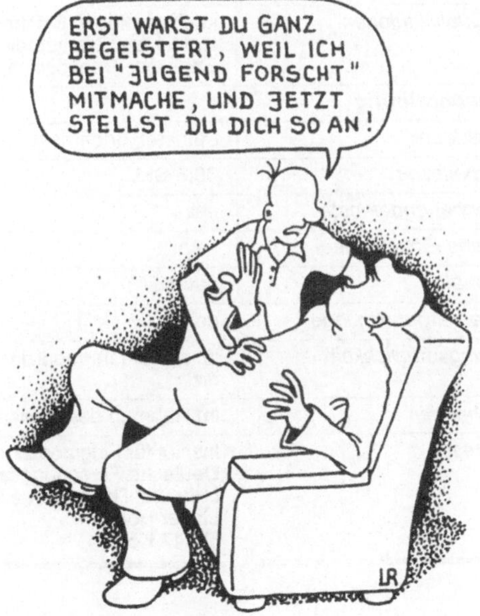

ERST WARST DU GANZ
BEGEISTERT, WEIL ICH
BEI "JUGEND FORSCHT"
MITMACHE, UND JETZT
STELLST DU DICH SO AN!

Für die Forschungslaufbahn lohnt sich darüber hinaus, den Blick auf Institute wie das Max-Planck-Institut, Krebsforschungszentrum u. ä. zu richten. Ein Beispiel:

Institut für Flugmedizin **Deutsche Forschungsanstalt für Luft- und Raumfahrt**	
Aufgaben	Forschung, z. T. auch medizinische Überwachung im Luft- u. Raumfahrtbereich mit Schwerpunkten bei Erhalt von Leistungsfähigkeit u. Gesundheit während des Einsatzes unter erschwerten, z. T. extremen Bedingungen
Voraussetzungen	
AiP	ja
Facharztausbildung	nein
Promotion	ja
Habilitation	ja, für Führungsposition
Klinische Erfahrung	
Sonstige Qualifikationen	ja, Physiologie, Biochemie, Naturwiss. Zweitstudium, EDV, Englisch, Französisch, Russisch
Stellenbeschreibung	
Anstellungsdauer	befristet, unbefristet
Wochenarbeitszeit	38,5 Std.
Nacht-/Wochenenddienste	nein
Verschiedene Einsatzorte	nein
Anfangsgehalt	nach BAT
Zusätzliche Vergünstigungen	nein
Weiterbildungsmöglichkeit	ja, zu Luftfahrtmedizin, Arbeitsmedizin
Aufstiegschancen	im Rahmen des Stellenplans
Kontaktadresse	Institut für Flugmedizin Deutsche Forschungsanstalt für Luft- und Raumfahrt e.V. Linder Höhe 51147 Köln

4 (Aufbau-)Studiengänge

4.1 Public Health

Die auf den Einzelnen ausgerichtete Medizin hat, trotz unbestrittener Erfolge, ihre Grenzen, wenn es um Gefährdung ganzer Bevökerungsgruppen, körperliche Schädigung durch Umwelteinflüsse oder soziale Komponenten in der Ätiologie geht. In Deutschland wurden daraufhin an einigen Universitäten Studiengänge als Aufbaustudien eingerichtet. Der aus den auf diesem Gebiet seit langem forschenden angloamerikanischen Ländern bekannte Begriff "Public Health" wurde dabei zumeist beibehalten, als deutsches Pendant wird zumeist "Öffentliche Gesundheit und Epidemiologie" verwendet.

Public Health versucht Risikofaktoren für Gruppen zu erkennen und die geeigneten Maßnahmen anzuwenden, um die Gesundheitsgefährdung zu vermeiden bzw. zu verringern.

Im Studium werden neben Epidemiologie, Demographie, Biostatistik und Informatik demzufolge auch politik-, wirtschafts- und managementwissenschaftliche Grundlagen von Public Health gelehrt. Einführung in die Verhaltenswissenschaften, in die Methoden der empirischen Sozialforschung sowie in die Medizinische Soziologie, Geschichte des neuzeitlichen Gesundheitswesens, Umwelt und Hygiene sind nur einige der weiteren Lehrinhalte.

Die Berufsaussichten der Absolventen dieser Studiengänge sind – so die ZAV – aufgrund mangelnder Erfahrungen relativ unklar. Wer Interesse hat, in internationalen Organisationen mitzuarbeiten wird sicherlich profitieren.

Die im folgenden genannten Universitäten bieten solche Studiengänge an:

Universität Hannover
Möglich als Voll- oder Teilzeitstudium. Die Lehrveranstaltungen

können auch kumulativ über mehrere Jahre absolviert werden. Abendstudium ist ebenfalls möglich. Eine Verkürzung von vier auf zwei Semester ist bei Vorkenntnissen auf Antrag möglich.

Nach abgelegter Prüfung führt man den wohlklingenden Titel eines Magister Sanitatis Publicae (M.S.P.), andernfalls gibt es ein Zertfifikat über die Teilnahme.

Während der auf 4 Jahre befristeten Modellphase kann das Curriculum des Ergänzungsstudiums gegebenenfalls verändert werden.

Abteilung Epidemiologie und
Sozialmedizin der Medizinischen
Hochschule Hannover
Konstanty-Gutschow-Straße 8
30625 Hannover
Tel.: 0511/532-4426

Universität Bielefeld

Die Lehrveranstaltungen werden in jeweils sechswöchigen Blöcken angeboten, mit Veranstaltungen an drei Tagen pro Woche. Berufstätige können alternativ acht Semester berufsbegleitend studieren. Studienbeginn ist jeweils zum Sommersemester, Dauer fünf Semester, davon ein Prüfungssemester. Anschluß mit der Bezeichnung "Diplom-Gesundheitswissenschaftler".

Fakultät für Gesundheitswissen-
schaften der Universität
Bielefeld
Universitätsstraße 25
33615 Bielefeld
Tel.: 0521/106-4255

Universität Düsseldorf

Vollzeitstudium mit Beginn im Sommersemester, Abschluß ist auch hier der Magister sanitatis publicae (M.S.P.).

Medizinische Fakultät der Heinrich-
Heine-Universität Düsseldorf
Universitätsstraße 1
40225 Düsseldorf
Tel. 0211/311-2242

Technische Universität Berlin

Die TU bietet zwei Studien mit verschiedenen Schwerpunkten an:

* Ergänzungsstudium mit Schwerpunkt Planung und Management im Gesundheitswesen
* Bildungsschwerpunkt Gesundheitswissenschaften (Public Health) mit Schwerpunkt Gesundheitsförderung in der Gemeinde und am Arbeitsplatz.

Um eine studienbegleitende Teilzeitbeschäftigung zu ermöglichen sind die meisten Veranstaltungen auf den Nachmittag gelegt. Studienbeginn nur zum Wintersemester. Die Studiendauer ist vier Semester, abgeschlossen wird mit Magister Public Health (MPH).

Fachbereich 21
Umwelttechnik der Technischen
Universität Berlin
Einsteinufer 25
10587 Berlin
Tel.: 030/314-22470 oder -22561

LMU München

Beginn des Vollzeitstudiums zum Sommersemester. Abschluß nach vier Semestern mit Zertifikat.

Medizinische Fakultät der Ludwig-
Maximilians-Universität München
Bavariaring 19
80336 München
Tel.: 0 89/51 60-1

Universität Lüneburg

Dieses gemeinsame Weiterbildungsstudium der Universität Lüneburg und der Fachhochschule Nordostniedersachsen ist als Teilzeitstudium mit ergänzendem Vollzeitunterricht angelegt. Die Lehrveranstaltungen finden jeweils freitags und an zwei Wochenenden im Semester statt. Beginn nur zum Sommersemester, Dauer zwei Semester, nach Abschluß erhält man ein Zertifikat.

Universität Lüneburg
Wilschenbrucher Weg 84
21335 Lüneburg
Tel.: 04131/740-0

Universität Dresden
Dieses viersemestrige Aufbaustudium schließt mit einem "Diplom Gesundheitswissenschaften".

Medizinische Fakultät
"Carl Gustav Carus" der
Technischen Universität Dresden
Fetscherstraße 74
01307 Dresden,
Tel.: 0351/458-2828

4.2 Medizin und Gesundheitsversorgung in Entwicklungsländern

Die Fakultät für Theoretische Medizin der Universität Heidelberg bietet ein Aufbaustudium an, das die Medizin und Gesundheitsversorgung in Entwicklungsländern zum Thema hat. Das in fünf Phasen unterteilte Studium wird englischsprachig abgehalten; eine Bescheinigung des British Council o. ä. über Sprachkenntnisse ist Zulassungsvoraussetzung.

Gewünscht wird die Teilnahme an einer zweimonatigen Feldforschungsphase in einem Entwicklungsland, in der über Probleme der gemeindebezogenen öffentlichen Gesundheitsplanung und Gesundheitsversorgung wissenschaftlich gearbeitet wird. Die Ergebnisse sollen in Form einer wissenschaftlichen Abschlußarbeit vorgelegt werden.

Die Studiengebühren belaufen sich insgesamt auf DM 15 000,- einschließlich der zweimonatigen Feldforschungsphase.

Neben den Sprachkenntnissen werden überdurchschnittliche Examensnoten und zwei Jahre Berufserfahrung in Gesundheitsdiensten der Entwicklungsländer, in Einzelfällen genügt auch langjährige ärztliche Inlandsberufserfahrung.

Studienbeginn ist jeweils zum Wintersemester, Studiendauer zwei Semester. Abgeschlossen wird mit dem Magister für Medizin und Gesundheitsversorgung in Entwicklungsländern (Master of Science in Community Health in Developing Countries (MSc.CH DC, Heidelberg).

Fakultät für Theoretische Medizin
der Ruprecht-Karls-Universität
Heidelberg
Im Neuenheimer Feld 346
69120 Heidelberg
Tel.: 06221/56-3320

4.3 Health Management

Verbesserung der Leistungsfähigkeit, Wirtschaftlichkeit und Qualität der medizinischen Versorgung haben nicht zuletzt aufgrund des GSG einen steigenden Stellenwert. Zur Erfüllung der neuen Anforderungen an Kliniken ist ein funktionierendes Krankenhausmanagement nötig.

Den Medizinern muß dabei die ökonomische Perspektive ihres Handelns transparent gemacht werden, damit Behandlungen möglichst medizinischen *und* ökonomischen Anforderungen entsprechen.

Machbar ist dies nur über vermehrten EDV-Einsatz, da Kostenrechnungen andernfalls nicht praktikabel sind und dem verursachenden Arzt nicht direkt als Rückmeldung geboten werden können. Gleiches gilt für den sich abzeichnenden Zwang zur Qualitätsssicherung.

Die Fortbildung Health Management will praxisorientiert die Grundlagen für den Bereich Klinikmanagement vermitteln.

Initiiert durch die Ärztekammer Nordrhein und unter Mitarbeit der Heinrich-Heine-Universität Düsseldorf wird vom mibeg-Institut eine einjährige Fortbildung angeboten, deren erfolgreicher Abschluß durch ein Zertifikat der Ärztekammer Nordrhein bestätigt wird.

Das Seminar gliedert sich in acht Wochenendeinheiten und eine Wocheneinheit (Mittwoch bis Samstag). Zwei Wocheneinheiten zu den Themen "Management" und "Praktischer Einsatz der EDV" sind fakultativ. Die Kosten für das Seminar liegen bei 10 100.- DM.

Eine andere von mibeg angebotene Fortbildung wird in Vollzeit angeboten (sechs Monate Theorie, drei Monate Praxis). Dieses Seminar wird mit öffentlichen Mitteln nach den Richtlinien der Bundesanstalt für Arbeit gefördert.

mibeg
Kaiser-Wilhelm-Ring 40
50672 Köln
Tel.: 0221/136662
Fax: 0221/136673

4.4 Medizinische Informatik

Die Medizinische Informatik beschäftigt sich mit der systematischen Verarbeitung von Informationen in der Medizin, wobei der Begriff Medizin hier weit gefaßt zu verstehen ist und z. B. auch das Gesundheitswesen umfaßt. Die Medizinische Informatik untersucht die zugrundeliegenden Mechanismen der Informationsverarbeitung und informationsverarbeitenden Systeme in der Medizin und entwickelt geeignete Methoden und Werkzeuge.

Der Aufgabenbereich des Medizin-Informatikers ist, ebenso wie seine möglichen Einsatzbereiche, extrem breit gefächert. Er entwickelt z. B. Krankenhausinformationssysteme, Systeme zur Bildverarbeitung, wissensbasierte Systeme zur Diagnose- und Therapiefindung oder Datenbanken beispielsweise für DNA-Sequenzierung. Weitere mögliche Aufgaben sind Datenschutz, Schulungen, statistische Auswertungen, Durchführung von Systemanalysen und Entwicklung spezieller Anwendungen in Klinik, Praxis, Forschung etc. Dazu gehört auch die interdisziplinäre Zusammenarbeit mit Klinikern, beispielsweise die Entwicklung von Algorithmen in der Bildverarbeitung in enger Kooperation mit Radiologen.

Medizinische Informatik ist ein junges Gebiet, entsprechend unklar, teilweise verwirrend sind die Möglichkeiten, hier ausgebildet und tätig zu werden. Als Angestellter in einer Klinik oder einem Institut ist die Erlangung eines offiziellen Titels/Abschlusses empfehlenswert.

Möglichkeiten hierzu:
- Medizinische Informatik an der Universität Heidelberg/Fachhochschule Heilbronn
- Medizinische Informatik im Studiengang Informatik an der Universität Hildesheim/Hannover
- Zusatzbezeichnung "Medizinische Informatik" für approbierte Ärzte

- Zertifikat "Medizinischer Informatiker"

Daneben bieten diverse Universitäten Medizin oder Medizinische Informatik als Nebenfach im Informatikstudium an. *Ein Aufbaustudium für Mediziner existiert bisher nicht!*

Als Angestellter in der Industrie, natürlich auch als Selbständiger spielen Titel weniger eine Rolle als die Qualifikation. Ein abgeschlossenes Medizinstudium ist u. E. jedoch von Vorteil, vor allem bei wissenschaftlicher Tätigkeit oder wenn die Beschäftigung häufigen Kontakt mit Medizinern beinhaltet.

Die Berufsaussichten für Medizin-Informatiker werden insgesamt als sehr gut beurteilt.

Verschiedenste professionelle Seminarveranstalter führen regelmäßig Kurse in EDV oder Medizinischer Datenverarbeitung durch. Die Qualität und Dauer der Seminare ist sehr unterschiedlich und somit auch der vermittelte Lerninhalt. Sie führen über Einstiegskurse – "Wie bediene ich den PC in der Klinik?" – über anderthalbjährige Kurse, die nach bestandener Abschlußprüfung die von der Landesärztekammer verliehene Zusatzbezeichnung "Medizinische Informatik" beinhalten, bis zu Vollstudiengängen.

Lebenslauf Arzt in der EDV

Dr. P. A., Köln

Mein erklärter Jugendtraum war, Forscher im Dienste des Menschen zu werden, ohne die geringsten Vorstellungen, ob und wie sich dies verwirklichen lassen sollte.

Mit 11 Jahren baute ich 1970 nach Anleitung eine primitive mit Glühlampen betriebene "Rechenmaschine". Ich gründete eine Schülerbibliothek und gab über Jahre eine Schülerzeitung heraus. 1976 schrieb ich mein erstes Computerprogramm für einen programmierbaren Taschenrechner. In der Oberstufe des Gymnasiums wählte ich die Schwerpunkte Biologie und Mathematik.

Damals wußte ich noch nicht, daß ich mich beruflich weiterhin parallel bzw. in pendelartig wechselnden Anteilen mit Medizin, Informatik und Publizieren beschäftigen würde.

Während des Medizinstudiums machte ich aus der Not(wendigkeit der Finanzierung des Studiums) eine Tugend, arbeitete mich studienbegleitend und autodidaktisch in EDV, Statistik und Datenbanken ein und jobbte als studentische Hilfskraft – statt Nachtwachen nebenher – in der Medizinischen Informatik.

Nach dem Studium arbeitete ich jeweils zwei Jahre als Assistent an einem theoretischen sowie einem klinischen Institut an der Universität, bis sich für mich die Frage stellte, ob ich die "Computerei" von der Neben- zur Hauptsache erklären sollte, die bis dahin für mich vornehmlich Werkzeug zur Lösung konkreter Probleme (Studien-Literaturverwaltung; Expertensysteme zur digitalen Bildanalyse; 2- und 3-D-Rekonstruktionen; Patientendokumentation; statistische Auswertung etc.) und nebenbei ein wenig Liebhaberei war. Genügend eigene Ideen und das Rüstzeug, für eine praxisorientierte Umsetzung von EDV-Bedürfnissen für Ärzte (als Computer-Normalverbraucher) in entsprechend anwenderfreundliche Programme, glaubte ich zu haben.

Den Sprung aus der akademischen in eine selbständige Industrie-Laufbahn wagte ich jedoch erst, als ich einen exklusiven Kooperations- und Distributionsvertrag mit einem innovativen, amerikanischen Medizin-Softwarehaus in der Tasche hatte. Damals, Ende 1990, schien mir die zukünftige Verbesserung und Weiterentwicklung der elektronischen Informationsbeschaffung in der Medizin durch MEDLINE und andere Wissensbasen genügend Potential für eine berufliche Karriere zu bieten.

Nach 4 Jahren Erfahrung kann ich rückblickend sagen
Plus:
Mehrfachqualifikation sinnvoll einsetzbar statt ständig zwischen den Stühlen zu sitzen, Perspektive, Kreativität

Plus/Minus:
Andere unerwartete Dimensionen (Kaufmann, Manager)

Minus:
Größere Investitionen, langer Atem,
3-4 Jahre "Zitterpartie" des Existenzgründens

4.4.1 Studiengang an der Fachhochschule Heilbronn/Universität Heidelberg

Dieser Studiengang wurde 1972 aufgrund eines Abkommens zwischen der Fakultät für Theoretische Medizin der Universität Heidelberg und der Fachhochschule Heilbronn eingerichtet. Die informatikorientierten Vorlesungen finden hauptsächlich in Heilbronn statt, die klinik- und biometrieorientierten in Heidelberg.

Die Vergabe der 35 Studienplätze pro Semester richtet sich nach ZVS-Bestimmungen, wird aber von der FH Heilbronn vorgenommen. Die Regelstudienzeit beträgt 9 Semester. Da der Studiengang den Schwerpunkt auf die Informatik legt, besteht für Humanmediziner lediglich die Möglichkeit, auf Antrag einzelne Scheine, evtl. ein Semester, erlassen zu bekommen.

Nach Abschluß erhält der Studierende den akademischen Grad "Diplom-Informatiker der Medizin". Absolventen des Studienganges können an der Medizinischen Gesamtfakultät der Universität Heidelberg zum "Dr. sc. hum." promovieren.

Fachhochschule Heilbronn
Max-Planck-Straße 39
74081 Heilbronn
Tel.: 07131/504-222

4.4.2 Diplomstudiengang an der Universität Hildesheim

Dieser Studiengang wurde zum Wintersemester 1986/1987 eingerichtet. Das Anwendungsfach "Medizinische Informatik" hat hier als Bestandteil des Grundstudiums besonderes Gewicht und wird in enger Kooperation mit der Medizinischen Hochschule Hannover, den angeschlossenen Lehrkrankenhäusern und niedergelassenen Ärzten durchgeführt.

Mit Abschluß des Studiums ist man Diplom-Informatiker, eine Promotion zum "Dr. rer. nat" oder "Dr. phil." ist möglich.

Universität Hildesheim
Fachbereich 4
Samelsonplatz 1
31141 Hildesheim
Tel.: 05121/883-790

4.4.3 Zusatzbezeichnung "Medizinische Informatik"

Vom deutschen Ärztetag wurde, in Anerkennung der zunehmenden Bedeutung der Medizinischen Informatik, die Zusatzbezeichnung "Medizinische Informatik" geschaffen (vgl. Seite 184).
Sie beinhaltet:
- Eine mindestens 18monatiger Beschäftigung, z. B. an einem Biomathematischen Institut einer Universität, sofern dies eine Weiterbildungsstätte gemäß § 8 Abs. 1 ist.
- Zwei Jahre klinische Tätigkeit
- Grundkenntnisse in Biomathematik und angewandter Informatik

Einige Landesärztekammern fordern zusätzlich eine Abschlußprüfung.

Andere Möglichkeiten zur Erlangung der Zusatzbezeichnung bieten kommerzielle Anbieter in Zusammenarbeit mit Landesärztekammer und Arbeitsamt:

München
In Zusammenarbeit der Bayerischen Landesärztekammer mit dem Systemhaus Liegel, Gesellschaft für modernes Informationsmanagement in München wurde ein 18monatiges Weiterbildungsprogramm entwickelt. Nach erfolgreichem Abschluß, Nachweis einer zweijährigen klinischen Tätigkeit, die sowohl vor als auch nach der Ausbildung stattfinden kann, und bestandener Prüfung bei der LÄK Bayern wird auf Antrag die Zusatzbezeichnung "Medizinische Informatik" verliehen.
Im Anschluß an eine 50wöchige Ausbildung findet ein Praktikum von 20 Wochen an ausgewählten Kliniken oder Forschungsinstituten statt. Der Kurs beinhaltet u. a. Grundlagen der allgemeinen Informatik, der Krankenhausbetriebswirtschaftslehre und des Rechts in Humanmedizin und Informatik. Weitere Schwerpunkte sind das Betriebssystem UNIX, die Kommunikation zwischen heterogenen Systemen und die höhere Programmiersprache C. Es werden Kenntnisse über Spezialsysteme einschließlich digitaler Biosignal- und Bildverarbeitung, zu Expertensystemen und Patienten-/Klinikinformationssystemen vermittelt. Ziel der Schulung ist es, dem Medizin-Informatiker die nötigen Grundlagen zur Lösung praktisch aller in der Medizin anfallenden Datenverarbeitungsaufgaben zu vermitteln.

Zugangsvoraussetzungen für diese Maßnahme, die sich an Humanmediziner und artverwandte Berufe wendet, ist ein Höchstalter von 35 Jahren und die Teilnahme an einem Orientierungstest und -gespräch bei Liegel Systemhaus.

Die Kosten für diese Weiterbildungsmaßnahme belaufen sich auf ca. 30 000.- DM. Über Bezuschussung bzw. Kostenübernahme entscheidet das zuständige Arbeitsamt. Arbeitslose Mediziner haben dabei recht gute Chancen.

Arbeitsamt München
Fachvermittlungsdienst
Kapuzinerstraße 26
80809 München
Tel.: 089/5154-2144

Systemhaus Liegel
Gesellschaft für modernes
Informationsmanagement mbH
Elsenheimerstraße 63
80687 München
Tel.: 089/5470110

Greifswald
In Greifswald veranstaltet die MBA Management-Bildungs Akademie GmbH in Zusammenarbeit mit dem Arbeitsamt Stralsund einen 13 Monate (1800 Unterrichtsstunden) dauernde Fortbildung, die ebenfalls zur Führung der Zusatzbezeichnung "Medizinische Informatik" berechtigt.

MBA Management-Bildungs
Akademie GmbH
Rudolf-Petershagen-Allee 38
17489 Greifswald
Tel.: 0 38 34/59 31
Fax: 0 38 34/31 38

Arbeitsamt Stralsund
Tel.: 03834/8225931-386

4.4.4 Zertifikat "Medizinischer Informatiker"

Die Deutsche Gesellschaft für Medizinische Informatik, Biometrie und Epidemiologie (GMDS) und die Gesellschaft für Informatik (GI) führten 1978 das Zertifikat "Medizinischer Informatiker" ein. Das Zertifikat bescheinigt dem Inhaber einen breiten Erfahrungsschatz im Bereich Medizinische Informatik und die "Eignung für Führungspositionen in Wissenschaft und Wirtschaft". Entsprechend diesem hehren Ziel wurde es (Stand 1990) nur 72mal verliehen. Voraussetzung ist ein abgeschlossenes Medizin-, Informatik- oder Medizin-Informatik-Studium respektive eine vergleichbare Ausbildung. Der Zertifikatsbewerber muß daneben mindestens fünf Jahre Tätigkeit auf diesem Gebiet nachweisen.

Über die Sichtweise der GMDS als "offizielles Organ" hinsichtlich der Medizinischen Informatik informiert der Praxis-, Studien- und Forschungsführer "Medizinische Informatik, Biometrie- und Epidemiologie", Gustav Fischer Verlag 1992.

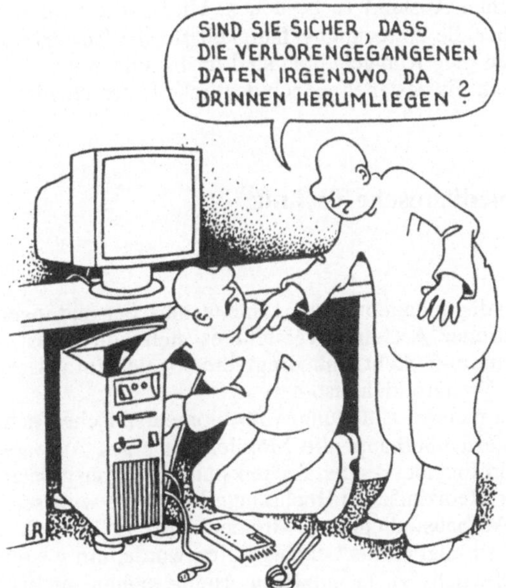

4.5 Tropenmedizin

Die Voraussetzungen für die Zusatzbezeichnung bzw. den Bereich sind in der neuen Weiterbildungsordnung genannt (siehe Anhang).

Im Anschluß einige Universitäten, an denen die vorgeschriebenen tropenmedizinischen Kurse absolviert werden können:

Landesinstitut für Tropenmedizin
Engeldamm 62-64
10179 Berlin
Tel.: 030/27460

Bernhard-Nocht-Institut für
Tropenhygiene
Bernhard-Nocht-Straße 74
20359 Hamburg
Tel.: 040/311820

Institut für Tropenhygiene
Im Neuenheimer Feld 324
69120 Heidelberg
Tel.: 06221/562905

Es besteht auch teilweise die Möglichkeit derartige Kurse im europäischen Ausland zu besuchen. Hier sollte man sich jedoch vorher über die Anrechnungsfähigkeit für die Zusatzbezeichnung erkundigen. Die Kursgebühren sind im In- und Ausland insgesamt relativ hoch. Es bestehen jedoch deutliche Unterschiede.

4.6 Biomedizinische Technik

Da die Studieninhalte in erster Linie technischer und ingenieurwissenschaftlicher Art sind, versteht es sich von selbst, daß das Medizinstudium nicht unbedingt die ideale Voraussetzung für solch eine Weiterbildung ist.

An den meisten Abteilungen für biomedizinische Technik wird somit, sofern überhaupt die Möglichkeit eines Aufbaustudiums besteht, ein Ingenieur- oder Technikstudium vorausgesetzt.

An der Medizinischen Hochschule Hannover wird seit längerer Zeit ein Aufbaustudiengang "Biomedizinische Technik "angeboten, der ursprünglich ins Leben gerufen wurde, um wissenschaftlichen Nachwuchs zu produzieren. Heute stehen auch hier hohe Bewerberzahlen einer geringen Studienkapazität gegenüber.

Dieser Aufbaustudiengang ist auch für Mediziner zugänglich. Er dauert vier Semester und beginnt immer zum Wintersemester, Bewerbungsschluß ist Mitte Juni des jeweiligen Jahres. Als Bewerbungsvoraussetzungen gelten: Abgeschlossenes Hochschulstudium mit der Möglichkeit der Promotion, Examensnote mindestens "gut". Daneben werden gute Englischkenntnisse vorausgesetzt. Der Bewerber hat sich selbst um einen Tutor zu kümmern. Dieser Aufbaustudiengang ist in Zusammenarbeit der Technischen Universität, der Tierärztlichen Hochschule und der Medizinischen Hochschule Hannover entstanden. Nach erfolgreichem Abschluß gibt es ein Zertifikat.

Universität Hannover
Studienberatung
An der Christuskirche 18
30453 Hannover
Tel.: 05 11/762-55 87

An der Universität Kaiserslautern soll ein ähnlicher (Aufbau-) Studiengang erstmals zum WS 94/95 angeboten werden.

Fachbereich Elektrotechnik der
Universität Kaiserslautern
Erwin-Schrödinger-Straße
67663 Kaiserslautern
Tel.: 0631/205-20 76

Zentrum für Fernstudien und
Universitäre Weiterbildung
Erwin-Schrödinger-Straße
Gebäude 58
67663 Kaiserslautern
Tel. 0631/2017-2 16

Studienberatung:
Abteilung für Studien- und
Prüfungsangelegenheiten
Erwin-Schrödinger-Straße
67663 Kaiserslautern
Tel.: 0631/205-25 96

Für nähere Informationen bzw. eine Auflistung der Institute für Biomedizinische Technik an den deutschen Universitäten kann man sich an folgende Einrichtung wenden:

Deutsche Gesellschaft für
Biomedizinische Technik e.V.
Markgrafenstraße 11
10924 Berlin

Tel.: 030/2516029

4.7 Fernstudium/Zusatzausbildung

Unseres Wissens gibt es bisher kein Aufbaustudium für Mediziner, welches als Fernstudium betrieben werden kann. Nichtsdestotrotz besteht die Möglichkeit, evtl. auch schon parallel zum Medizinstudium, ein Fernstudium in z. B. Rechts- oder Wirtschaftswissenschaften aufzunehmen. Eine Möglichkeit besteht in manchen Fächern, z. B. im Diplomstudiengang Informatik, das Medizinstudium als Neben-(Anwendungs-)fach geltend zu machen, was dann immerhin den Studienaufwand auf ca. 60 % reduziert.

Der "Ratgeber für Fernunterricht" ist bei folgendem Institut erhältlich:

Bundesinstitut für Berufsbildung
(BIBB)
Fehrbelliner Platz 3
10707 Berlin
Tel.: 030/8643-0
Fax: 030/8643-2455

Für konkrete Fragen bzw. Interesse an einem Fernstudium nachfolgend die Adresse Fernuniversität Hagen.

Fernuniversität-Gesamthochschule
Hagen
Konkordiastraße 5
58095 Hagen
Tel.: 02331/9870-1

5 Arbeitslosengeld und Förderung durch Arbeitsämter

Anspruch auf Arbeitslosengeld hat, wer in den letzten drei Jahren mindestens an 360 Tagen arbeitslosenversicherungspflichtig beschäftigt war. Grundlage für die Berechnung des Arbeitslosengeldes sind die letzten drei Gehälter. Hierbei wird jedoch nur das Grundgehalt berücksichtigt bzw. 38,5 Stunden als Grundlage genommen. Im Klartext bedeutet dies, daß Überstundenvergütungen und v. a. die Vergütung für die Bereitschaftsdienste nicht in die Berechnung mit eingehen. Da für den Klinikarzt gerade die Bereitschaftsdienstvergütungen einen nicht unbeträchtlichen Anteil des Gesamtgehaltes ausmachen, ist das berechnete Arbeitslosengeld häufig weit unter den ca. 65 % des vorherigen Nettoeinkommens, z. T. nur ca. ein Drittel.

Für AiP hängt die Berechnung des Arbeitlosengeldes entscheidend vom Zeitpunkt der Arbeitslosigkeit ab. Tritt die Arbeitslosigkeit während des AiPs ein, so wird das AiP-Gehalt zugrunde gelegt. Tritt jedoch die Arbeitslosigkeit nach Beendigung des AiPs ein, so sieht das Arbeitsförderungsgesetz hier eine Sonderbestimmung vor – vorausgesetzt diese Regelung ist für den Betroffenen günstiger. Hier wird die Zeit als quasi Wartearbeitslosigkeit definiert und anstelle des AiP-Gehaltes wird nun die Hälfte eines vergleichbaren Assistenzarztgehaltes als Berechnungsgrundlage benutzt. Zum Teil muß man die Arbeitsämter auf diese Regelung hinweisen und darauf bestehen.

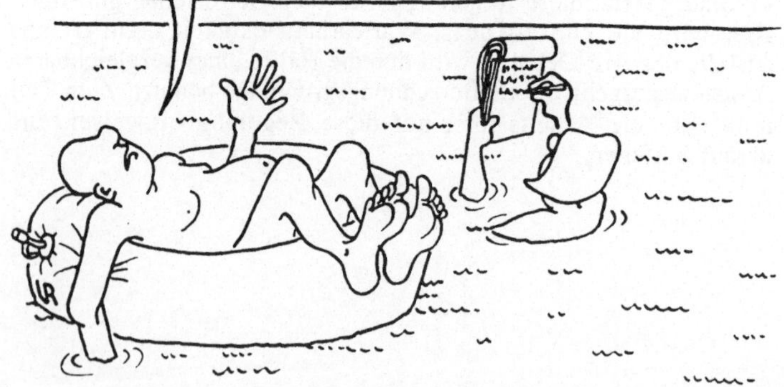
... MÜSSEN WIR IHRE FORDERUNG ABLEHNEN, DA UNS SELBST DAS WASSER SCHON BIS ZUM HALS STEHT.

Wichtige Hinweise zur Förderung notwendiger Qualifizierungsmaßnahmen, entnommen einer Informationsbroschüre des FVD
Stuttgart:

- *Wer kann nach dem Arbeitsförderungsgesetz (AFG) bei
  seiner beruflichen Qualifikation finanziell unterstützt
  werden?*
  Jeder, der beim Arbeitsamt arbeitslos gemeldet oder von
  Arbeitslosigkeit unmittelbar bedroht ist und sich bislang ohne
  Erfolg um eine berufliche Eingliederung bemüht hat.

- *Wann besteht ein Anspruch auf finanzielle Unterstützung?*
  Wenn eine Arbeitsvermittlung offensichtlich nur mit einer
  zusätzlichen Qualifikation möglich ist. Die berufliche
  Bildungsmaßnahme muß als förderungswürdig anerkannt sein
  (bei Ihrem Arbeitsberater oder beim Bildungsträger direkt zu
  erfahren) und Fähigkeiten vermitteln, die auf dem Arbeitsmarkt benötigt werden.
  Durch die Teilnahme muß die Eingliederung in ein Dauerar-
  beitsverhältnis unmittelbar bewirkt werden – es sei denn, es
  handelt sich um ein Orientierungsseminar oder ein Bewer-
  bungstraining. Die Festlegung einer notwendigen Maßnahme
  erfolgt durch den Arbeitsberater.
  Außerdem muß die Sicherstellung des Lebensunterhaltes
  während der Teilnahme gewährleistet sein. In Einzelfällen
  kann bei notwendiger Förderung Sozialhilfe weiter bewilligt
  werden. Auskünfte erteilen die Sozialämter.

- *Welche Leistungen sind nach dem Arbeitsförderungsgesetz
  erhältlich?*
  Unterhaltsgeld:
  Wer unmittelbar vor Maßnahmebeginn Arbeitslosengeld/-hilfe
  bezogen hat, bekommt mindestens den gleichen Betrag als
  Unterhaltsgeld. Anspruch auf erhöhtes Unterhaltsgeld hat,
  wer innerhalb der letzten drei Jahre vor Maßnahmebeginn
  mindestens zwei Jahre arbeitslosenversicherungspflichtig
  gearbeitet hat oder wer innerhalb dieser drei Jahre Arbeitslo-
  sengeld/-hilfe aufgrund eines Arbeitslosengeldanspruches
  von mindestens 156 Tagen (siehe Bewilligungsbescheid)
  bezogen hat.

Den Anspruch auf 156 Tage Arbeitslosengeld hat man nach 360 Kalendertagen arbeitslosenversicherungspflichtiger Beschäftigung erworben.

Das erhöhte Unterhaltsgeld beträgt bei Alleinstehenden ca. 65% und bei Teilnehmern mit mindestens einem Kind ca. 73% des Nettoeinkommens, das der Bemessung zugrunde liegt.

Sachkosten:

- Lehrgangsgebühren

  Die Lehrgangsgebühren werden von der Bundesanstalt für Arbeit in der Regel voll übernommen, wenn die Teilnahme an der Maßnahme als notwendig angesehen wird. Besteht über die Kostenhöhe zwischen dem Bildungsträger und dem Arbeitsamt jedoch kein Einvernehmen, können nur 70% der Lehrgangsgebühren übernommen werden. In diesem Fall kann der Arbeitsberater nur bei "besonderem arbeitsmarktpolitischen Interesse" einer vollen Kostenübernahme zustimmen.

- Lernmittel

  Lernmittel werden bis höchstens 30 Mark pro Monat übernommen.

- Fahrtkosten

  Bei der täglichen Fahrt zum Fortbildungsinstitut zahlt das Arbeitsamt 0,20 DM/km oder die Kosten für öffentliche Verkehrsmittel.

- Unterkunft/Verpflegung

  Ist eine auswärtige Unterkunft notwendig, so zahlt das Arbeitsamt pauschal monatlich: 210 Mark für Unterkunft, 180 Mark für Verpflegung bei Nicht-Alleinstehenden bzw. 90 Mark für Verpflegung bei Alleinstehenden.

Krankenversicherung:

Für Teilnehmer an Qualifizierungsmaßnahmen, die nicht anderweitig versichert sind, werden die notwendigen Kosten übernommen.

Unfallversicherung:

Teilnehmer an notwendigen Fortbildungsmaßnahmen sind auf dem Weg von und zu dem Schulungsträger und während des Aufenthalts dort unfallversichert.

Kinderbetreuungskosten:

Entstehen durch die Qualifizierungsmaßnahme zusätzliche Kinderbetreuungskosten, so können bis zu 60 Mark monatlich gewährt werden.

Vor Beginn einer Bildungsmaßnahme sollten unbedingt die persönlichen Förderungsvoraussetzungen beim zuständigen Wohnortarbeitsamt geklärt werden. Da alle Leistungen nur auf Antrag gewährt werden, muß auch dieser unbedingt vor Maßnahmebeginn gestellt werden. Bei einer Beratung durch den FVD ist die Antragstellung auch dort möglich. Die Abgabe der kompletten Antragsunterlagen erfolgt in jedem Fall beim Wohnortarbeitsamt.

Eine ausführliche Broschüre zur Förderung der beruflichen Bildung – Merkblatt 61 – ist in den Anmeldestellen der Arbeitsämter erhältlich. In diesem befinden sich auch die besonderen Vorschriften zur Förderung von Fortbildungsmaßnahmen für Berufstätige.

Es besteht kein Rechtsanspruch auf Fortbildung oder Umschulung.

6 Bewerbung

Der Erfolg einer Bewerbung – nämlich zu einem Vorstellungsgespräch geladen zu werden – hängt nicht nur vom Inhalt, sondern auch der Form der Bewerbung ab. Bei allen Unterlagen muß auf die äußere Form geachtet werden, also keine Eselsohren oder Kaffeeflecken!

6.1 Bewerbungsschreiben

Für das Anschreiben und den Lebenslauf sollte weißes Papier Größe DIN A 4 von guter Qualität benutzt werden. Die Kopien sollten ebenfalls diese Größe haben und nicht den Eindruck von "Freßzetteln" erwecken. Beschrieben wird immer nur die Vorderseite des Blattes, bei Bedarf wird eben ein zweites Stück Papier benötigt.

Jeder Bewerbungsbrief muß unbedingt ein Originalbrief sein. Hier bietet sich die computergestützte Textverarbeitung an, da hier problemlos korrigiert und auch mit angepaßtem Wortlaut beliebig oft Originale produziert werden können. Das Ganze kann natürlich auch in einem Schreibbüro in Auftrag gegeben werden. Man kann jedoch auch einen auf Diskette mitgebrachten Text dort auf einem Drucker guter Qualität ausdrucken lassen.

Die Bewerbung sollte unbedingt beim richtigen Empfänger ankommen. Bei einer Antwort auf eine Stellenanzeige hält man sich genau an die dort gemachten Angaben. Bei Zweifeln hilft ein kurzes Telefonat mit dem entsprechenden Krankenhaus, hierbei können auch genaue Position oder Titel erfragt werden. Die Reihenfolge der Nennung von Krankenhaus und Chefarzt etc. zeigt, an wen der Brief adressiert ist: Soll er an den Chefarzt persönlich gehen, dann wird der Namen oben genannt.

Beispiel:
> Herrn PD Dr. med. Ulrich Mustermann
> Chefarzt der Medizinischen Abteilung
> Kreiskrankenhaus

Wird die Reihenfolge anders gewählt, kann es sein, daß der Brief schon an der Poststelle geöffnet wird. Trotzdem sollte auf Zusätze wie "persönlich" verzichtet werden.

Geht eine telefonische Kontaktaufnahme voraus – wie in manchen Stellenanzeigen gewünscht – ruft man selbstverständlich vorher an und kann sich bei dieser Gelegenheit nach besonderen Wünschen bei der Bewerbung erkundigen.

Welche Punkte müssen in einem Bewerbungsschreiben genannt werden?
- Vollständiger Absender mit Telefonnummer
- Offizielle Anschrift des Empfängers, aktuelles Datum
- Evtl. Bezugnahme auf Stellenanzeige
- Offizielle Anrede (Sehr geehrter Herr Chefarzt, Professor o. ä.)
- Formulierung der Bewerbung
- Kurze Begründung der Bewerbung
- Evtl. kurze Angaben zu Familienstand, Wehrdienst absolviert, Stand des AiP, momentan in ungekündigter Stellung
- Zeitpunkt des frühestmöglichen Stellenantrittes
- Besteht auch Interesse zu einem späteren Zeitpunkt?
- Berufserfahrung
- Wichtige Zusatzqualifikationen (vgl. Seite 2)
- Angabe von Referenzen

Private Neigungen sollten weder im Anschreiben noch im Lebenslauf genannt werden. Evtl. kommt die Sprache z. B. auf Hobbies beim Vorstellungsgespräch. Auch hier sollte "maßvoll" geantwortet werden.

Als Anlage zu einem Bewerbungsschreiben gehören folgende Unterlagen, z. T. fakultativ:
- Tabellarischer Lebenslauf mit aktuellem Paßfoto und Unterschrift
- Evtl. Operationskatalog
- Evtl. Publikationsverzeichnis
- Zeugnis von früheren Arbeitgebern
- Approbationsurkunde
- Zeugnis über die Ärztliche Prüfung
- Bescheinigung über abgeleistetes AiP

- Bei Bedarf polizeiliches Führungszeugnis
- Evtl. Zusatzqualifikationen oder Fachkundenachweise

Der Lebenslauf sollte auf das Nötigste beschränkt werden, die tabellarische Form ist heute weitestgehend üblich. Von den handschriftlichen Lebensläufen ist heute auch meist Abstand genommen worden. Der Lebenslauf wird üblicherweise auch im Original unterschrieben.

Als aktuelles Foto ist ein Bild in Paßfotogröße geeignet, sollte jedoch der Kamera des Berufsfotografen und nicht dem Schnellbildapparat in der Bahnhofsvorhalle entstammen.

Die Kopien der entsprechenden Zeugnisse sollten von guter Qualität und vor allem amtlich beglaubigt sein. Weitere Zeugnisse oder ähnliches sollten nur beigefügt werden, wenn sie über eine übliche Bestätigung hinausgehen.

Ein Verzeichnis der eigenen Publikationen ist bei Bewerbungen an Universitäts- bzw. Großkliniken von Interesse.

6.2 Vorstellungsgespräch

Wurde die erste Hürde genommen und man aus der Vielzahl der Bewerbungen herausgesucht um sich persönlich vorzustellen, ist das Ziel – die angestrebte Stelle – schon ein bißchen nähergerückt. Es sollten möglichst alle Angebote zu Vorstellungsgesprächen ausgenutzt werden, selbst wenn schon eine andere Stelle in Sicht ist. Einmal sollte bis zuletzt eine gesunde Skepsis an den Tag gelegt werden, nicht daß man sich auf die mündliche Zusage eines Chefarztes verläßt und letztendlich ist die "freie Stelle" inzwischen wegrationalisiert worden. Außerdem bringt jedes Vorstellungsgespräch auch einen gewissen Übungseffekt mit sich. Es werden doch immer wieder die gleichen Bereiche "abgehakt" und man gewinnt auch mehr Sicherheit im Auftreten und kann etwas mehr Gelassenheit an den Tag legen.

Was die Äußerlichkeiten angeht, ist es wohl keine Frage, daß man korrekt und sauber gekleidet erscheint. Korrekt heißt nicht überkandidelt wie etwa das "kleine Schwarze" oder der schwarze Smoking, sondern eben Straßenanzug für den Mann und für die Frau Kostüm oder Kleid/Blazer oder Hosenanzug u. ä.

Ein weiterer sehr wichtiger Punkt ist absolut pünktliches Erscheinen. Das bedeutet einmal genug Zeit für Stau, Zugverspätung, Parkplatzsuche und Suche der entsprechenden Räumlichkeiten einzuplanen. Zu frühes Erscheinen ist auch nicht gefragt, man kann sich jedoch einige Minuten vor dem Termin bei der Sekretärin anmelden. Sollte einmal wirklich ein pünktliches Erscheinen unmöglich sein, z. B. eine Autopanne bei einem weiter entfernten Bewerbungsort, dann sollte unbedingt früh genug die Sekretärin angerufen werden, um entweder den Termin zu verschieben oder neu arrangieren zu können.

In den Vorstellungsgesprächen tauchen immer wieder ähnliche Themen auf. Manche Fragen beziehen sich auf Inhalte die jederzeit auch aus der Bewerbung zugänglich wären – nicht gut gelesen oder Absicht ?!?

- Warum haben Sie sich ausgerechnet an dieser Klinik beworben?
- Warum interessieren Sie sich für das Fach der ...?
- Warum wollen Sie jetzt den Fachbereich wechseln?
- Warum haben Sie nicht von Anfang an eine Anstellung im Fachgebiet der... angestrebt?
- Wie sieht Ihre berufliche Zukunftsplanung aus?
- Was haben Sie für berufliche Ziele?
- Haben Sie promoviert? Zu welchem Thema und wo?
- Wo haben Sie studiert?
- Wie sieht es aus mit der Bereitschaft zu Überstunden?
- Sind Sie verheiratet/ledig? Haben Sie Kinder? Wollen Sie in nächster Zeit oder überhaupt Kinder haben?
- Haben Sie Ihren Wehrdienst schon abgeleistet? Warum haben Sie verweigert? (!)
- Waren Sie schon im Ausland, bzw. wären Sie bereit dazu?
- Wie flexibel oder ortsgebunden sind Sie?
- Was sind Ihre Hobbies?
- Treiben Sie Sport? Welche Art? (Sportlich ist gefragt, aber nicht zu risikoreiche Sportarten oder übertriebener Enthusiasmus)
- Wie sind Ihre privaten Wünsche oder Ziele?
- Welches Buch haben Sie zuletzt gelesen?
- Wann waren Sie zuletzt im Theater oder in der Oper?
- Welches Fachbuch haben Sie zuletzt gelesen oder lesen Sie gerade?
- Welche Fachzeitschrift lesen Sie regelmäßig?
- Welche Artikel haben Sie zuletzt in der betreffenden Fachzeitschrift gelesen?
- Evtl. eine Frage zum politischen Tagesgeschehen.

- Abklären der Bereitschaft zu Überstunden, Bereitschaftsdiensten, Nebentätigkeiten wie Gutachten, Rettungsdienst, Schwesternunterricht.
- Klären der Gehaltsvorstellungen (bei Anstellung in Praxen) und des Einsatzgebietes.

Die letzten Punkte ermöglichen es auch dem Bewerber, einige Fragen zu stellen. Diese jedoch möglichst kurz, präzise und freundlich formuliert – evtl. zuhause vorher üben. Das heißt nicht, daß nichts gefragt werden darf, man muß hier aber sicher vorsichtig mit zu viel Aktivität sein – man überläßt die Gesprächsführung besser dem zukünftigen Chef.

Zum Thema Fahrtkostenübernahme weiß oft auch die Sekretärin Bescheid, ansonsten kann man sich "nach Abschluß" des Gespräches erkundigen, bei welcher Stelle nachgefragt werden kann.

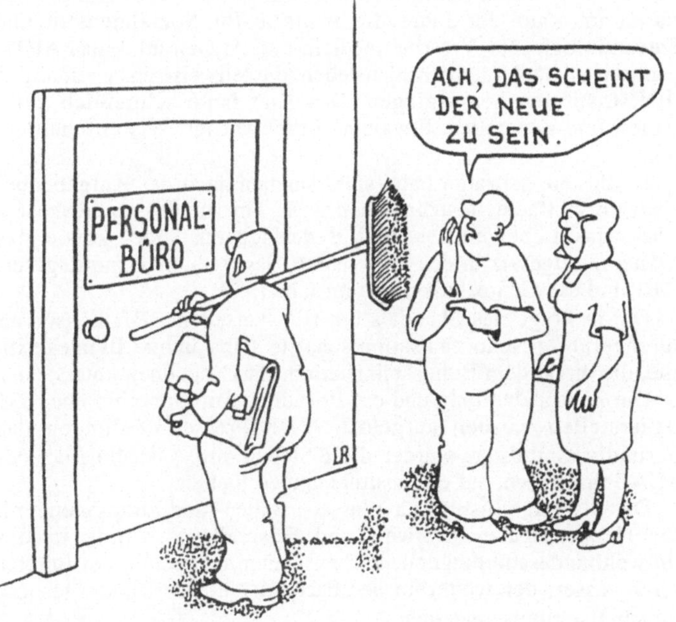
PERSONAL-
BÜRO
ACH, DAS SCHEINT
DER NEUE
ZU SEIN.

7 Bundesbehörden

Die im folgenden vorgestellten drei Institute Robert-Koch-Institut, Bundesinstitut für gesundheitlichen Verbraucherschutz und Veterinärmedizin und Bundesinstitut für Arzneimittel und Medizinprodukte sind aus dem im Frühjahr 1994 aufgelösten Bundesgesundheitsamt (BGA) hervorgegangen. Das 1952 gegründete Bundesgesundheitsamt bestand ursprünglich aus drei Instituten – dem Robert-Koch-, dem Pettenkofer-Institut sowie dem Institut für Wasser-, Boden- und Lufthygiene mit insgesamt ca. 400 Angestellten. 1993 gehörten sechs Institute zum BGA – hinzugekommen waren im Lauf der Jahre die Institute für Sozialmedizin und Epidemiologie, für Veterinärmedizin und Arzneimittel, das AIDS-Zentrum und zahlreiche Außenstellen, die teilweise aus ehemaligen DDR-Instituten hervorgingen. Das Amt hatte schließlich 2700 Dauer- und Zeitstellen. Etwa ein Drittel war mit Wissenschaftlern besetzt.

In diesem Zeitraum hatte sich daneben auch der Aufgabenbereich vervielfacht, festzumachen z. B. am Bundesseuchengesetz 1961, das Lebensmittel- und Bedarfsgegenstände- sowie das Arzneimittelgesetz in den 70er Jahren, das Betäubungsmittelgesetz 1981 und das Gentechnikgesetz im Jahr 1990.

Die in Folge des Skandals um HIV-verseuchte Blutkonserven durchgeführte Neuorganisation schaffte selbständige Bundesinstitute, die direkt dem Bundesministerium für Gesundheit unterstehen.

Die Zentralabteilung und das Präsidium mit immerhin über 630 Dauerstellen wurden aufgelöst. Nach Pressemitteilungen des Gesundheitsministers wurden diese Stellen, mit Ausnahme der des BGA-Präsidenten, auf die Institute umgeschichtet.

Das bisherige Institut für Wasser-, Boden- und Lufthygiene mit der Hauptaufgabe "Umwelt und Gesundheit" wurde in das Umweltbundesamt eingegliedert; ausgenommen ist nur der Bereich Trinkwasser, der weiterhin der Fachaufsicht des Bundesgesundheitsministeriums untersteht.

Die Zuständigkeit für die Zulassung und Prüfung von Blut und Blutprodukten ging auf das Paul-Ehrlich-Institut über, das ebenfalls eine Bundesoberbehörde ist.

Das Max-von-Pettenkofer-Institut und Institut für Veterinärmedizin wurden zum Bundesinstitut für gesundheitlichen Verbraucherschutz und Veterinärmedizin (BgVV) vereinigt, das AIDS-Zentrum dem Robert-Koch-Institut zugeschlagen.

Wir möchten diese drei Institute nun kurz mit ihrem Aufgabenbereichen skizzieren. Informationen zu Anstellungsmöglichkeiten, Karriereaussichten etc. sind derzeit leider nicht zu bekommen, da die Reorganisation noch in vollem Gange ist.

Aktuelle Informationen sind z. B. erhältlich bei:

Bundesministerium für Gesundheit
Pressereferat
53108 Bonn
Tel.: 0228/941-1300 bis -1306
Fax: 0228/941-4916 oder -4995

7.1 Robert-Koch-Institut

Das Robert-Koch-Institut als "Bundesinstitut für Infektionskrankheiten und nichtübertragbare Krankheiten" übernimmt wichtige Aufgaben im öffentlichen Gesundheitswesen. Erweitert wurde das seit 1891 bestehende Institut um einen Fachbereich "nichtübertragbare Krankheiten und deren Epidemiologie". Dieser Bereich ging hervor aus dem alten Institut für Sozialmedizin und Epidemiologie und aus einer Fachgruppe, die sich vorwiegend mit umweltmedizinischen Fragen befaßt und ehemals im Klinisch-diagnostischen Bereich Karlshorst beheimatet war.

Das Institut soll aus der dort betriebenen Forschung und den epidemiologischen Beobachtungen zu Handlungsempfehlungen für Bund, Länder und Organen des Gesundheitswesens kommen.

Neu eingerichtet wurden die Fachgruppen "Infektionsepidemiologie", in die das AIDS-Zentrum integriert wurde, und "Infektabwehr".

Weitere Fachgruppen beschäftigen sich mit Immunologie, Hygiene und Genetik/Gentechnik.

Mit der Epidemiologie nichtübertragbarer Krankheiten und der Berichterstattung über die gesundheitliche Lage der Bevölkerung befaßt sich eine andere Gruppe.

Klinische Diagnostik, ärztliche Bewertung umweltmedizinischer Fragen und Umweltmedizin gehören nach der Neuorganisation ebenfalls zum Aufgabenbereich des Robert-Koch-Instituts.

Robert-Koch-Institut
Nordufer 20
13353 Berlin
Tel.: 030/4547-4
Fax: 030/4547-2328

7.2 Bundesinstitut für gesundheitlichen Verbraucherschutz und Veterinärmedizin (BgVV)

Das BgVV ist verantwortlich für die Bewertung gesundheitlicher Auswirkungen von Lebensmitteln, Tabakerzeugnissen, Kosmetika und anderen Bedarfsgegenständen. Aktuelles Beispiel ist die Risikobewertung bei gentechnisch veränderten Pflanzen und Tieren, aus denen Lebensmittel gewonnen werden.

Für die Erfassung, Bewertung und Abwehr von Gefahren durch Chemikalien ist ebenfalls dieses Amt zuständig.

Die Ernährungsmedizin, die Fragen der Ernährung und Gesundheit und die Erhaltung der Tiergesundheit sind weitere Aufgabenbereiche.

Daneben befaßt sich das BgVV mit Ersatz- und Ergänzungsmethoden zu Tierversuchen und spezielle Fragen des Tierschutzes.

Bundesinstitut für gesundheitlichen
Verbraucherschutz und Veterinär-
medizin
Thielallee 88-92
14195 Berlin
Tel.: 030/8308-0
Fax: 030/8308-2741

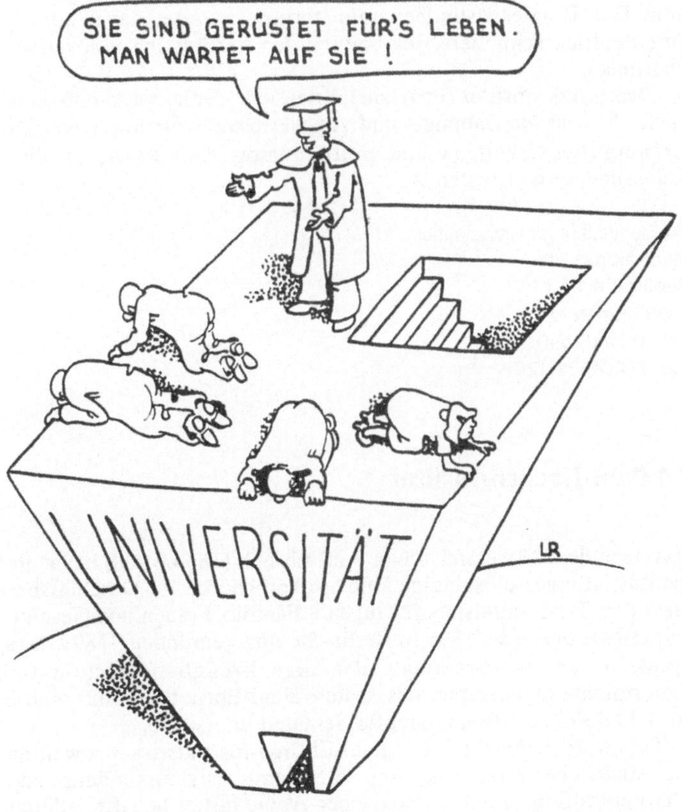
SIE SIND GERÜSTET FÜR'S LEBEN.
MAN WARTET AUF SIE !
UNIVERSITÄT

7.3 Bundesinstitut für Arzneimittel und Medizinprodukte

Dieses Bundesinstitut übernimmt die bisherigen zentralen Aufgaben des Arzneimittelinstituts im Bundesgesundheitsamt sowie die im noch in der Gesetzgebung befindlichen Medizinproduktegesetz genannten Aufgaben.

Es ist u. a. für die Arzneimittelzulassung, falls nicht BgVV oder Paul-Ehrlich-Institut zuständig sind, die Überwachung des Verkehrs mit Betäubungsmitteln und Medizinprodukte verantwortlich. Das Bundesgesundheitsministerium erwartet dabei künftig eine deutlich schnellere Bearbeitung der Anträge bei innovativen Pharmaka.

Das Bundesinstitut für Arzneimittel und Medizinprodukte dient auch als zentrale Sammel- und Auswertestelle für unerwünschte Arzneimittelwirkungen und prüft, analog dem BGA, ob eine Zulassung zu widerrufen ist.

Bundesinstitut für Arzneimittel und
Medizinprodukte
Seestraße 10-11
13353 Berlin
Tel.: 030/4502-0
Fax: 030/4502-1207

7.4 Paul-Ehrlich-Institut

Das nach dem Nobelpreisträger Paul Ehrlich (1854-1908) benannte Institut ist eine selbständige Bundesoberbehörde im Geschäftsbereich des Bundesministers für Jugend, Familie, Frauen und Gesundheit (BMJFFG). Das 1896 in Berlin-Steglitz gegründete, 1899 nach Frankfurt am Main verlegte damalige Königliche Institut für Experimentelle Therapie, das spätere Paul-Ehrlich-Institut, wurde am 1.11.1972 zum Bundesamt für Sera und Impfstoffe.

Der Aufgabenbereich des Paul-Ehrlich-Instituts ist – soweit er die staatliche Zulassung und die damit zusammenhängende Chargenprüfung immunbiologischer Arzneimittel betrifft – durch arzneimittelrechtliche Gesetze geregelt. Qualitätskriterien, die für die Herstellung und Prüfung von Sera, Impfstoffen, Allergenen, Testsera und Testantigenen erfüllt werden müssen, sind in entsprechenden Richtlinien niedergelegt.

Die Bearbeitung der Zulassungsunterlagen sowie die Durchführung der Chargenprüfungen setzen voraus, daß die Mitarbeiter des Instituts laufend mit den neuesten wissenschaftlichen Methoden, die bei der pharmazeutischen Herstellung und Prüfung immunbiologischer Präparate angewendet werden, vertraut bleiben müssen.

Der überproportional schnelle Fortschritt in der Entwicklung neuartiger, z. T. nur mit Hilfe biotechnologischer Methoden herstellbarer Arzneimittel, z. B. neuer Impfstoffe oder monoklonaler Antikörper, erfordert eine ständige Fortschreibung der wissenschaftlichen Methoden der Qualitätsprüfung und der sie begleitenden Forschung. Dementsprechend ist das Bundesamt auch mit den neuesten Forschungseinrichtungen ausgestattet.

In seiner Eigenschaft als Bundesoberbehörde unterstützt das Paul-Ehrlich-Institut die gesundheitspolitischen Aufgaben des BMJFFG. Es wird bei Änderungen der Gesetze über Arzneimittelsicherheit gehört, ist an der Erstellung entsprechender Verordnungen beteiligt und arbeitet Richtlinien über Anforderungen aus, die bei der Herstellung und Prüfung der entsprechenden Produkte notwendig sind.

Das Institut betreibt aber auch selbst aktive Grundlagenforschung, vor allem in der Virologie und Immunologie. Dabei wird der Entwicklung neuer Standardpräparate sowie standardisierter Meßverfahren Vorrang eingeräumt. Diese Forschungsvorhaben werden zum Teil in Zusammenarbeit mit der Weltgesundheitsorganisation und anderen internationalen Organisationen durchgeführt und häufig über Drittmittel finanziert. In jüngster Zeit hat sich innerhalb der Forschung des Instituts ein Schwerpunkt in der Virologie entwickelt. Die Arbeiten konzentrieren sich vor allem auf den Versuch der Entwicklung einer Immunprophylaxe gegen AIDS, es stehen aber auch Fragen der Chemotherapie und Immunpathologie im Zentrum der Untersuchungen.

Paul-Ehrlich-Institut	
Voraussetzungen	
Geschlecht	egal
Höchstalter	
AiP	ja
Facharztausbildung	
Promotion	ja
Habilitation	
Klinische Erfahrung	
Sonstige Qualifikationen	Sprachen, EDV erwünscht, einschlägige Berufserfahrung
Stellenbeschreibung	
Anstellungsdauer	befristet oder unbefristet
Wochenarbeitszeit	38,5 Stunden
Nacht-/Wochenenddienste	nein
Verschiedene Einsatzorte	ja, national
Anfangsgehalt	ca. 4600 DM, nach 5 Jahren ca. 5200 DM
Zusätzliche Vergünstigungen	ja, bei Wohnungssuche behilflich
Weiterbildungsmöglichkeit	Moderne Techniken und Forschungsergebnisse
Aufstiegschancen	nach BAT bzw. Übernahme in das Beamtenverhältnis
Kontaktadresse	Paul-Ehrlich-Institut Bundesamt für Sera und Impfstoffe Paul-Ehrlich-Straße 51-59 63225 Langen Tel.: 06103/77-0 Fax: 06103/77-123

7.5 Bundesanstalt für Arbeitsmedizin

Die Bundesanstalt für Arbeitsmedizin (BAfAM) untersteht dem Bundesministerium für Arbeit und Sozialordnung. Sie wurde am 1. Januar 1991 als Behörde mit Sitz in Berlin errichtet.

Mit ihren 4 Fachabteilungen und ca. 160 Mitarbeitern, davon über 70 Wissenschaftler, unterstützt sie den Bundesminister in allen Fragen des medizinischen Arbeitsschutzes mit folgenden grundsätzlichen Aufgaben:

- Beobachtung und Auswertung der Auswirkungen der Arbeitsbedingungen auf die Gesundheit der Arbeitnehmer in Betrieben und Verwaltungen
- Forschung und Forschungsförderung zu arbeitsmedizinischen Schwerpunktproblemen, Risikobewertung bei neuen Technologien
- Mithilfe bei der präventiven Gestaltung von Arbeitsbedingungen
- Prävention und Bekämpfung von arbeitsbedingten Erkrankungen und Berufskrankheiten
- Arbeitsmedizinische Vorsorge
- Entwicklung spezieller Methoden der arbeitsmedizinischen Epidemiologie
- Förderung der Anwendung gewonnener Erkenntnisse durch Veröffentlichung von Informationsmaterialien und Berichten
- Mitarbeit bei der Regelsetzung
- Vorschläge zur Weiter- und Fortbildung
- Modellhafte Beratung
- Ausstellungen
- Fachveranstaltungen

Stellenausschreibungen werden ggf. in großen überregionalen Zeitungen und im Bundesarbeitsblatt veröffentlicht.

Bundesanstalt für Arbeitsmedizin
Nöldnerstraße 40/41
10317 Berlin
Tel.: 030/551380

7.6 Gesundheitsdienst des auswärtigen Amtes

Der Arzt im Gesundheitsdienst des auswärtigen Amtes arbeitet entweder in der Zentrale in Bonn oder als Regionalarzt im Ausland, oftmals in der Dritten Welt.

Gesundheitsdienst des auswärtigen Amtes	
Voraussetzungen	
Geschlecht	egal
Höchstalter	40
AiP	ja
Facharztausbildung	ja, vorzugsweise Internist bzw. Allgemeinmediziner oder Arbeitsmediziner, ggf. Betriebsmedizin
Promotion	
Habilitation	
Klinische Erfahrung	4 - 5 Jahre
Sonstige Qualifikationen	ja: Tropenmedizinkurs Auslandseinsatz mind. 1 Jahr Sprachkenntnisse
Stellenbeschreibung	
Anstellungsdauer	unbefristet
Wochenarbeitszeit	38,5 tariflich
Nacht-/Wochenenddienste	nein
Verschiedene Einsatzorte	ja, international
Anfangsgehalt	BAT 1b, nach ca. 5 Jahren BAT 1b
Zusätzliche Vergünstigungen	nein
Weiterbildungsmöglichkeit	Betriebsmedizin, ggf. teilweise Tropenmedizin
Aufstiegschancen	Leiter des Gesundheitsdienstes des AA
Kontaktadresse	Auswärtiges Amt Referat 101 Postfach 1148 53113 Bonn

8 Bundeswehr

Die offizielle Definition des Sanitätsdienstes der Bundeswehr lautet: "Die Erhaltung, Förderung oder Wiederherstellung der Gesundheit des Soldaten." In Friedenszeiten stehen die ärztliche Versorgung der Truppe, Ausbildungsaufgaben und Planungen für den Verteidigungsfall im Vordergrund. Neben den seit vielen Jahren etablierten Hilfseinsätzen der Bundeswehr im Katastrophenfall im In- und Ausland sind in Zukunft wohl vermehrt Einsätze im Rahmen von humanitären Einsätzen z. B. unter UNO-Kommando zu erwarten. Ärztliches und Sanitätspersonal spielt hierbei eine wichtige Rolle.

Im Krieg, offizieller Sprachgebrauch "im Verteidigungsfall", betreut der Sanitätsdienst erkrankte oder verletzte Soldaten und zivile Mitarbeiter.

Die Aufgaben des Sanitätsdienst sind jedoch weiter gefaßt, als diese knappe Beschreibung vermuten läßt: Heilfürsorge, Gesundheitserziehung, Prävention, Lebensmittelhygiene und wehrmedizinische Forschung. Der Arzt bei der Bundeswehr geht seinen Aufgaben in sogenannten Sanitätseinheiten der Teilstreitkräfte (Heer, Luftwaffe, Marine) oder in Krankenhäusern und Instituten des Sanitätsdienstes der Bundeswehr nach. Darüber hinaus können Ärzte auf speziellen Gebieten der Wehrmedizin wie Flug- oder Tauchmedizin, in der Arbeitsmedizin oder in der Führung und Organisation ihren Einsatz finden.

Die Chancen für eine Laufbahn als Sanitätsoffizier sind – entgegen dem üblichen Trend – eher gut. Derzeit gibt es etwa 2500 Sanitätsoffiziere, dabei sind dann allerdings Apotheker, Veterinärmediziner u. ä. mitgezählt. Das gegenwärtige Personalstrukturmodell sieht eine Erhöhung auf zunächst 2900 in naher Zukunft vor. Begründet wird diese Zunahme durch eine Verschiebung des Aufgabenbereichs der Streitkräfte weg von einer reinen Verteidigungsarmee hin zu einer Truppe, die auch humanitäre Aufgaben in internationalen Krisengebieten übernehmen soll.

Sanitätsdienst der Bundeswehr	
Voraussetzungen	Wichtigste Voraussetzung für eine Einstellung ist die Vollapprobation. Daneben muß der Bewerber "Deutscher im Sinne des Art. 166 des Grundgesetzes sein und die Gewähr dafür bieten, daß er für die freiheitlich-demokratische Grundordnung im Sinne des Grundgesetzes eintritt sowie charakterlich, geistig und körperlich für den Dienst als solches geeignet ist". Vor der endgültigen Verpflichtung muß der Bewerber eine viermonatige Eignungsprüfung ablegen. Nach bestandener Prüfung kann er sich entweder als Zeitsoldat für einen Zeitraum von mindestens 2 und höchstens 20 Jahren verpflichten oder, falls die Bundeswehr ihn für geeignet hält und Stellen vorhanden sind, Berufssoldat werden. In letzterem Fall muß der Grundwehrdienst abgeleistet worden sein, wobei die viermonatige Eignungsprüfung hier miteingeht.
Geschlecht	Die Bundeswehr weist ausdrücklich darauf hin, daß auch weibliche Bewerber in den Sanitätsdienst übernommen werden können.
Höchstalter	40
AiP	ja
Facharztausbildung	nein
Stellenbeschreibung	
Anstellungsdauer	ab 2 Jahre als Zeitsoldat
Wochenarbeitszeit	
Nacht-/Wochenenddienste	
Verschiedene Einsatzorte	

Gehalt	Als Einsteiger: Stabsarzt A 13 Oberstabsarzt A 14 Feldarzt/Flotillenarzt A 15 Oberstarzt/Flottenarzt A 16/ B 3 Generalarzt/Admiralarzt B 6 Generalstabsarzt/Admiralstabs- arzt B 7 Generaloberstabsarzt/Admiral- oberstabsarzt B 9
Weiterbildungsmöglichkeit	Eine Weiterbildung ist vornehmlich bei Berufssoldaten und Zeitsolda- ten mit längerer Verpflichtung mög- lich, entsprechend dem Bedarf der Bundeswehr. Zur Fortbildung wer- den daneben wehrmedizinische Lehrgänge angeboten. Eine Fach- arztausbildung im Rahmen der Anstellung bei der Bundeswehr war bisher die Ausnahme. Aufgrund der Seehofer-Reform mit schlechten Chancen für Nicht- Fachärzte wird in Zukunft die Fach- arztweiterbildung zum Allgemein- mediziner möglich sein. Die Weiterbildung für andere Fachrichtungen wird einzel- fallabhängig auch teilweise möglich sein.
Aufstiegschancen	Nach frühestens zwei Dienstjah- ren Oberstabsarzt, nach frühestens fünf Dienstjahren Oberfeldarzt/Flotillenarzt, nach frühestens zehn Dienstjahren Oberstarzt/Flottenarzt.

Nebentätigkeit	Eine privatärztliche (keine kassenärztliche!) Nebentätigkeit ist erlaubt, wenn • dienstliche Interessen nicht beeinträchtigt werden und • sie nicht regelmäßig mehr als acht Wochenstunden ausmacht. Falls ein öffentliches oder wissenschaftliches Interesse an dieser Nebentätigkeit besteht, stellt die Bundeswehr ggf. Diensträume, Personal und Material zur Verfügung, wobei hierfür ein Entgelt zu entrichten ist. Andere Nebentätigkeiten, etwa Vorträge, schriftstellerische oder wissenschaftliche Betätigung sind prinzipiell nicht genehmigungspflichtig. Sie sollten u. E. jedoch zur Vermeidung von Mißverständnissen ebenfalls angemeldet werden.
Kontaktadresse	Der Bundesminister der Verteidigung P V 6 53003 Bonn Tel.: 0228/1200

8.1 (Teil-)Approbiert und noch kein Wehrdienst?

Ärzte, die noch nicht das 32. Lebensjahr vollendet haben, werden als Sanitätsoffizier zum zwölfmonatigen Grundwehrdienst einberufen. Sie erhalten den vorläufigen Dienstgrad "Stabsarzt", der nach vier Monaten endgültig verliehen wird. Neben dem üblichen kargen Wehrsold erhalten Sanitätsoffiziere eine Unterhaltssicherung in Höhe von ca. DM 1600.- monatlich bzw. ca. 2100.- bei unterhaltspflichtigen Familienangehörigen.

Grundwehrdienstleistende Ärzte werden allerdings nur in Ausnahmefällen in Bundeswehr-Krankenhäusern u. ä. eingesetzt, hauptsächlich werden sie vor Ort als Truppenarzt bei Heer, Marine oder Luftwaffe stationiert.

In der Regel werden vollapprobierte Ärzte, also Mediziner mit abgeleistetem AiP, einberufen. Auf Antrag beim zuständigen Kreiswehrersatzamt können sich künftige Mediziner auch zum AiP einberufen lassen. *Vorsicht: In diesem Fall gibt es keine Unterhaltssicherung!*

8.2 Als Zivilist zum Bund

Zivile Ärzte werden ebenfalls bei der Bundeswehr angestellt. Sie haben zumeist Zeitverträge und Aufgaben im Bereich der Kreiswehrersatzämter, können jedoch auch Festanstellungen als Medizinalbeamte bekommen. Verantwortlich sind sie beispielsweise für die, den männlichen Lesern sicherlich noch erinnerliche, Musterungsuntersuchung.

9 Sozialversicherungsträger

Der Begriff "Sozialversicherungsträger" umfaßt die gesetzliche Krankenversicherung, die gesetzliche Unfallversicherung und die gesetzliche Rentenversicherung.

9.1 Gesetzliche Krankenversicherung

Die Krankenkassen brauchen medizinischen Sachverstand, um ihre Aufgabe, nämlich die medizinische Versorgung ihrer Versicherten in einem vernünftigen wirtschaftlichen Rahmen erfüllen zu können.

Früher stand ihnen dazu der vertrauensärztliche Dienst der Rentenversicherungsträger zur Verfügung. Nachdem sich diese Konstellation nicht bewährte, wurde mittlerweile in allen Bundesländern ein Medizinischer Dienst der Krankenversicherungen aufgebaut. Träger dieses Dienstes sind Arbeitsgemeinschaften der Krankenkassen. Der Medizinische Dienst berät die Kassen bei allen schwierigen Entscheidungen, wie z. B. Begutachtung der Schwerpflegebedürftigkeit, Fragen der Qualitätssicherung oder bei anstehenden Vertragsverhandlungen mit Ärzten und Krankenhäusern. Selbstverständlich soll der im Medizinischen Dienst tätige Arzt *nicht* in die Behandlung selbst eingreifen, da dies das Vertrauensverhältnis zwischen Patient und behandelndem Arzt stören würde.

Es wird neben zumindest mehrjähriger klinischer Erfahrung bzw. abgeschlossener Facharztweiterbildung (insbesondere Innere Medizin, Chirurgie, Orthopädie) ein besonderes Interesse für den sozialmedizinischen Bereich gefordert. Die Stellenausschreibung erfolgt üblicherweise über eine Ausschreibung in den entsprechenden Fachzeitschriften, dem Deutschen Ärzteblatt bzw. einer Tageszeitung.

Die Vergütung ist an den BAT-Manteltarifvertrag angegliedert. Je nach Anstellungsverhältnis ist eine Verbeamtung vorgesehen.

9.2 Gesetzliche Unfallversicherung

Die Berufsgenossenschaften (BG) stellen fest, zu welchem Prozentsatz ein Versicherter durch einen Unfall oder eine Berufserkrankung beeinträchtigt ist. Bei Vorliegen einer Berufserkrankung wird der Arzt in der BG prüfen, ob ggf. Rehabilitationsmaßnahmen angezeigt sind.

Ansonsten unterhalten die BGs auch eigene Krankenhäuser, die sehr gute Ausbildungsmöglichkeiten bieten.

Die Berufsgenossenschaften bauen derzeit ihre Verwaltungseinheiten aus, um für die Betriebsärzte in den einzelnen Unternehmen, gleichgültig, ob sie dort hauptamtlich angestellt, nebenberuflich tätig oder durch überbetrieblich organisierte Dienstleistungsunternehmen beschäftigt sind, Ansprechpartner innerhalb ihrer eigenen Verwaltungseinheiten zu besitzen. Die Einsatzmöglichkeiten des Mediziners für Verwaltungsaufgaben der gesetzlichen Unfallversicherung haben sich in den letzten Jahren erheblich verbessert. Während man bis vor ca. 20 Jahren noch vereinzelt Arbeitsmediziner überwiegend über Beratungsverträge eingebunden hatte, sind insbesondere die gewerblichen Berufsgenossenschaften derzeit bemüht, Mediziner – bevorzugt ausgebildete Arbeitsmediziner – mit Festanstellung in ihre Organisationen zu integrieren. Hintergrund dieser Bemühungen ist die Erweiterung des Aufgabenspektrums der gesetzlichen Unfallversicherung. Zunehmend sind diese nämlich nicht nur an der Verhütung von klassischen Arbeitsunfällen, sondern auch an der Prävention von Berufskrankheiten interessiert. Dabei zeichnet sich ab, daß zur Planung und Organisation der Aufgaben auch medizinisches Wissen notwendig ist.

Darüber hinaus wird über die Träger der gesetzlichen Unfallversicherung dafür Sorge getragen, daß die Unternehmen betriebsärztlich versorgt werden.

Berufsgenossenschaften	
Voraussetzungen	
Geschlecht	egal
Höchstalter	keine Bedingungen
AiP	ja
Facharztausbildung	Arbeitsmedizin
Promotion	ja
Habilitation	nein
Klinische Erfahrung	entsprechend der benötigten Weiterbildungszeit
Sonstige Qualifikationen	nein
Stellenbeschreibung	
Anstellungsdauer	unbefristet
Wochenarbeitszeit	38 Stunden
Nacht-/Wochenenddienste	nein, da Verwaltungstätigkeit
Verschiedene Einsatzorte	ja, sowohl nationale als auch internationale Einsatzorte
Anfangsgehalt	abhängig von Ausbildung und Berufserfahrung mindestens BAT 2a
Zusätzliche Vergünstigungen	nein
Weiterbildungsmöglichkeit	ja, bedingt, soweit mit den übrigen Dienstverpflichtungen vereinbar.
Kontaktadresse	Ausschuß Arbeitsmedizin Hauptverband der gewerblichen Berufsgenossenschaften e.V. Alte Heerstraße 111 Postfach 2052 53757 Sankt Augustin Tel.: 02241/23101

9.3 Gesetzliche Rentenversicherung

Zu den Aufgaben der gesetzlichen Rentenversicherung gehört
u. a. die Beurteilung von Anträgen auf Berufs- und Erwerbsunfä-
higkeitsrente nach § 43 und 44 Sozialgesetzbuch (SGB) Band VI.

Die ärztlichen Mitarbeiter prüfen also im Rentenverfahren, ob und inwieweit die Erwerbsfähigkeit durch Krankheit gemindert ist. Der Arzt muß ggf. feststellen, welche Arbeit dem Versicherten noch zugemutet werden kann.

Im Falle einer Gefährdung der Erwerbsfähigkeit ist zu untersuchen, ob eine Besserung durch medizinische Rehabiltationsmaßnahmen erfolgversprechend ist.

Den prüfärztlichen Dienst findet man bei jedem Rentenversicherungsträger. Er prüft die Gutachten, die nicht vom eigenen ärztlichen Dienst erstellt wurden. Als Gutachten zählen in diesem Fall beispielsweise auch Krankenhausentlassungsberichte, auf die sich ein Rentenantrag stützt.

Die Landesversicherungsanstalten (LVA) haben größtenteils eigene Abteilungen für die Gutachtenerstellung, den sog. Ärztlichen Dienst. Die Bundesversicherungsanstalt für Angestellte (BfA) beschäftigt nur Vertragsärzte.

Beispiele für einige Einsatzmöglichkeiten bei LVA bzw. BfA:

Sozialmedizinischer Gutachter Landesversicherungsanstalt Westfalen	
Voraussetzungen	
Geschlecht	
Höchstalter	
AiP	ja
Facharztausbildung	ja Innere, Allgemeinmedizin, Nervenheilkunde, Orthopädie, Arbeitsmedizin
Promotion	ja
Habilitation	nein
Klinische Erfahrung	mindestens Facharztabschluß
Sonstige Qualifikationen	nein, Praxiserfahrung von Vorteil
Stellenbeschreibung	
Anstellungsdauer	unbefristet
Wochenarbeitszeit	38,5 St.
Nacht-/Wochenenddienste	nein
Verschiedene Einsatzorte	nein
Anfangsgehalt	
Zusätzliche Vergünstigungen	nein

Sozialmedizinischer Berater/beratender Arzt Landesversicherungsanstalt Westfalen	
Voraussetzungen	
Geschlecht	
Höchstalter	
AiP	ja
Facharztausbildung	ja klinische Fächer, Arbeitsmedizin
Promotion	ja
Habilitation	nein
Klinische Erfahrung	mindestens Facharztabschluß
Sonstige Qualifikationen	nein, Praxiserfahrung von Vorteil
Stellenbeschreibung	
Anstellungsdauer	unbefristet
Wochenarbeitszeit	38,5 St.
Nacht-/Wochenenddienste	nein
Verschiedene Einsatzorte	nein
Anfangsgehalt	
Zusätzliche Vergünstigungen	nein
Weiterbildungsmöglichkeit	ja Zusatzbezeichnung Sozialmedizin
Aufstiegschancen	Übliche finanzielle Bedingungen und Aufstiegschancen des öffentl. Dienstes

Sozialmediziner bei der BfA	
Tätigkeit	Auswertung von Gutachten aller Fachrichtungen und fundierte sozialmedizinische Beurteilung für die Entscheidung über die Einleitung von Rehabilitationsmaßnahmen. Die Aufgaben erfordern hohes ärztliches Engagement, wobei ein direkter Kontakt zu Patienten nicht gegeben ist.

Voraussetzungen	
Geschlecht	egal
Höchstalter	
AiP	ja
Facharztausbildung	ja Allgemeinmedizin, Innere Medizin, Orthopädie, Chirurgie, Neurologie, Psychiatrie
Promotion	
Habilitation	
Klinische Erfahrung	
Sonstige Qualifikationen	ja möglichst Erfahrung und Interesse an Sozialmedizin
Stellenbeschreibung	
Anstellungsdauer	unbefristet
Wochenarbeitszeit	gleitend
Nacht-/Wochenenddienste	nein
Verschiedene Einsatzorte	nein
Anfangsgehalt	nach BAT, BAT 2/1 B/ 1 A
Zusätzliche Vergünstigungen	
Weiterbildungsmöglichkeit	
Aufstiegschancen	
Bemerkungen	Schwerbehinderte werden bei gleicher Qualifikation bevorzugt eingestellt.
	Zusätzlich sind z. T. Ärzte in Nicht-Vollbeschäftigung beauftragt zur Prüfung der Leistungsfähigkeit von Versicherten nach dem Grundsatz "Rehabilitation vor Rente", Abgabe von fachspezifischen Stellungnahmen in Sozialgerichtsverfahren, fachliche Beratung anderer Arbeitsbereiche des Rentenversicherungsträgers (in diesem Fall Anerkennung als Arzt/Ärztin für Psychiatrie/Neurologie oder Orthopädie). Außerdem wird ein besonderes Interesse an sozialmedizinischen Fragestellungen gewünscht.

Sozialmediziner bei der BfA	
Tätigkeit	Fachliche Betreuung von Rehabilitationskliniken in enger Kooperation mit der Verwaltung. Das Aufgabengebiet ist vielseitig und betrifft u. a. Fragen zur Durchführung von Reha-Maßnahmen, Bearbeitung von Beschwerden und spezielle sozialmedizinische Fragestellungen.
Voraussetzungen	
Geschlecht	egal
Höchstalter	
AiP	ja
Facharztausbildung	Innere Medizin oder Allgemeinmedizin
Promotion	
Habilitation	
Klinische Erfahrung	
Sonstige Qualifikationen	ja möglichst Erfahrung und Interesse an Sozialmedizin
Stellenbeschreibung	
Anstellungsdauer	unbefristet
Wochenarbeitszeit	gleitend
Nacht-/Wochenenddienste	nein
Verschiedene Einsatzorte	ja national
Anfangsgehalt	nach BAT, BAT 2/1 B/ 1 A
Zusätzliche Vergünstigungen	
Weiterbildungsmöglichkeit	
Aufstiegschancen	
Bemerkungen	Schwerbehinderte werden bei gleicher Qualifikation bevorzugt eingestellt.

10 Ärzte bei Justizbehörden

Bei den Justizbehörden arbeiten Gefängnisärzte, Gerichtsärzte und Gerichtsmediziner.

Zu den Aufgaben des Gefängnisarztes gehören Zugangsuntersuchungen, die Behandlung Inhaftierter und die Feststellung der Haftfähigkeit. Daneben ist er für Hygiene im gesamten Gefängnisbereich und Vorbeugung gegen Seuchen und Infektionskrankheiten verantwortlich. Gefängnisärzte können in das Beamtenverhältnis übernommen werden. Die Eingangsgehaltsstufen sind A 13/14.

Dem Gerichtsarzt obliegt die Begutachtung der Verhandlungsfähigkeit, der Zurechnungsfähigkeit und ähnliches. Neben allgemeinmedizinischen sind vor allem psychiatrische Erfahrungen Voraussetzung.

Die gerichtsmedizinische Gutachtertätigkeit ist in den einzelnen Bundesländern unterschiedlich geregelt. Die Leichenöffnung bei unklaren oder gewaltsamen Todesursachen ist wohl die bekannteste Aufgabe. Das Tätigkeitsfeld umfaßt daneben Serologie, Toxikologie, Psychiatrie und Kriminalistik. Oft ist der Gerichtsmediziner Leiter eines Universitätsinstitutes.

11 Öffentlicher Dienst

11.1 Gewerbearzt

Der staatliche Gewerbearzt arbeitet in Gewerbeaufsichtsämtern, Arbeitsministerien und Bergbehörden. Als Arbeitsmediziner kümmert er sich z. B. um die Verhütung von Berufskrankheiten, Betriebshygiene, Strahlenschutz, Umweltschutz, Arbeitsphysiologie, und den Arbeitsschutz für besonders schutzbedürftige Personengruppen wie Jugendliche und Schwangere.

Daneben beurteilt der Gewerbearzt die Berufskrankheiten im Sinne der RVO, und sorgt für die Einhaltung der gesetzlichen Arbeitsschutzvorschriften.

Voraussetzungen für die Tätigkeit als Gewerbearzt ist neben der Weiterbildung in Arbeitsmedizin die Promotion!

Als staatlicher Gewerbearzt ist man der Regel Landesbeamter im höheren Dienst. Die Möglichkeiten zu Lehr- und Forschungstätigkeit sind gegeben.

11.2 Arbeitsamtsarzt

Arbeitsmediziner können auch beim Arbeitsamt ihre Brötchen verdienen. Hier geht es, teilweise deckungsgleich mit den Gutachtertätigkeiten der Rentenversicherungsträgern, um die Beurteilung der "Fähigkeit zum Erwerb auf dem allgemeinen Arbeitsmarkt". Die Bundesanstalt für Arbeit, die Landesarbeitsämter und Arbeitsämter beschäftigen Arbeitsamtsärzte, und zwar als Angestellte, Beamte oder als freie Gutachter.

11.3 Versorgungsärzte

Versorgungsärzte sind bei der Versorgungsverwaltung und Kriegsopferversorgung (Versorgungsämter) tätig. Ihr Aufgabengebiet besteht in der Begutachtung und medizinischen Beratung des dort betreuten Personenkreises. Hierunter fallen Personen, die Ansprüche aufgrund spezieller Gesetze wie Häftlingshilfegesetz, Zivildienstgesetz, Bundesversorgungsgesetz u. ä. geltend machen. Auch für Versorgungsärzte besteht die Möglichkeit der Anstellung oder Verbeamtung.

12 Medizinjournalismus und Verlagsarbeit

Der Medizinjournalismus und die Verlagsarbeit sind ein interessanter Arbeitsbereich, der auch für Jungmediziner zunehmend an Bedeutung gewinnen könnte. Nach Aussagen von Fachleuten in Verlagen und Redaktionen besteht hier durchaus ein Mangel an qualifizierten und begabten Mitarbeitern.

Es gibt verschiedenste Einsatzbereiche: über "medizinische Artikel" für Laien in entsprechenden Zeitschriften, Mitarbeit bei einer der über 300 in Deutschland verlegten medizinischen Fachzeitschriften, einem der medizinischen Fachbuchverlage bis nicht zuletzt Mitarbeit bei Rundfunk und Fernsehen.

Eine geregelte Ausbildung gibt es nicht. Die meisten Karrieren in diesem Bereich laufen nach dem Motto "learning by doing". Vereinzelt kann man sich Zusatzqualifikationen aneignen: Sprachkenntnisse, gute Beherrschung der deutschen Rechtschreibung und Grammatik, EDV etc. Bisher war es meist ein ungegliederter Werdegang, der mit eigenen Fähigkeiten (z. B. EDV-Kenntnisse), Erfahrungen (z. B. schriftstellerischen) und besonderen Interessen in dieser Richtung gespickt war.

Die Bundesärztekammer bietet jedoch beispielsweise einen Kurs zum "Medizinischen Fachjournalisten" an, er besteht aus einem zehnmonatigen Grundkurs, der den theoretischen Teil abhandelt und einem Praktikum von drei Monaten bei Medizinverlagen oder geeigneten Redaktionen.

Ansonsten besteht außer dem oben genannten Selbststudium noch die Möglichkeit eines Aufbaustudiums.

Viele der "Medizinjournalisten" arbeiten in freier Mitarbeit für verschiedene Verlage, Zeitschriften oder andere Medien in freier Mitarbeit – so wie es sonst auch häufig bei den Journalisten üblich ist. Es gibt jedoch auch immer wieder die Möglichkeit einer Festanstellung in einem medizinischen Verlag beispielsweise in der

Fachzeitschriften- oder Lehrbuchabteilung. Gute Chancen hat man hier insbesondere, wenn man außer dem abgeschlossenen Medizinstudium und evtl. einiger klinischer Erfahrung eine besondere Begabung und Interesse für die "Schreiberei" mitbringt. Zusatzqualifikationen wie EDV-Kenntnisse sind selbstverständlich ein weiterer Vorteil.

12.1 Journalismus als Aufbaustudium

Für die Zulassung zum Aufbaustudiengang Wissenschaftsjournalismus gilt allgemein ein abgeschlossenes Hochschulstudium, das Bestehen eines Eignungstests und je nach Universität ein journalistisches Praktikum. Teilweise wird das Studium mit einer Prüfung zum Diplommedienwissenschaftler beendet.

Möglich sind diese Studiengänge u. a. an nachfolgenden Universitäten. Genauere Informationen über Auswahlverfahren, Anmeldefristen etc. bitte dort erfragen.

Otto-Friedrich-Universität Bamberg
Fakultät Sprach- und Literaturwissenschaften
Kommunikationswisenschaft
An der Universität 9
96047 Bamberg
Tel.: 0951/863452

Hochschule für Musik und Theater
Institut für Journalistik und
Kommunikationsforschung
Hohenzollernstraße 47
30161 Hannover
Tel.: 0511/3100-280

Universität Hohenheim
Institut für Sozialwissenschaften
Kommunikationswisenschaft,
Journalistik
Fruwirthstraße 49
70599 Stuttgart
Tel.: 0711/4592817

Johannes-Gutenberg-Universität
Journalistisches Seminar
Alte Universitätsstraße 17
55116 Mainz
Tel.: 06131/399300

Philips-Universität
Fachbereich Neuere Deutsche
Literatur und Kunstwissenschaften
Wilhelm-Röpke-Straße 6
35032 Marburg
Tel.: 06421/284634

12.2 Redaktionsmitarbeit

Der Medizinjournalist soll mit dem nötigen Einfühlungsvermögen komplexe medizinische Sachverhalte einem großen Publikum klar und einfach näher bringen. Wert gelegt wird auf die Fähigkeit, wie bei anderen journalistischen Fähigkeiten, komplizierte Information so spannend zu präsentieren, daß sich möglichst viele Menschen dafür interessieren.

Exemplarisch eine Stellenbeschreibung des deutschen Ärzteblatts:

Voraussetzungen	
Geschlecht	egal
Höchstalter	
AiP	ja
Facharztausbildung	nein
Promotion	ja
Habilitation	nein
Klinische Erfahrung	einige Jahre
Sonstige Qualifikationen	Fremdsprachen, EDV-Grundkenntnisse, Minimum an journalistischer Erfahrung erwünscht (Formulierung von Nachrichten, Berichten) perfekte Rechtschreibung, sinnvoller Einstieg ist ein Volontariat oder vorausgegangene journalistische Tätigkeit
Stellenbeschreibung	
Anstellungsdauer	alle Formen
Wochenarbeitszeit	37,5 Stunden
Nacht-/Wochenenddienste	ja
Verschiedene Einsatzorte	ja, national und international
Abwesenheiten vom Arbeitsplatz	ja, kurzfristig
Anfangsgehalt	BAT 2
Zusätzliche Vergünstigungen	
Weiterbildungsmöglichkeit	ja, zum Redakteur
Aufstiegschancen	begrenzt

Kontaktadresse	Deutsches Ärzteblatt Ottostraße 12 50859 Köln Tel.: 02234/7011-120 Deutscher Ärzteverlag GmbH Dieselstraße 2 50859 Köln Tel.: 02234/7011-0

12.3 Übersetzer-/Lektortätigkeit

Eine weitere Betätigung für Mediziner ist z. B. das Lektorat von medizinischer Fachliteratur oder auch weitere Verlags- bzw. Übersetzungsarbeiten. Wobei für letzteres sicher eher die Sprachwissenschaftler gefragt sind.

Exemplarisch trotzdem die Stellenbeschreibung eines Medizinisch-pharmazeutischen Übersetzungsbüros.

Tätigkeit	1) Medizinischer Übersetzer, wissenschaftlicher Mitarbeiter
	2) Lektor für medizinisch-pharmazeutische Fachliteratur
Voraussetzungen	
Geschlecht	
Mindestalter	25
Höchstalter	50
AiP	nein, jedoch vorteilhaft
Facharztausbildung	
Promotion	
Habilitation	
Klinische Erfahrung	nicht unbedingt
Sonstige Qualifikationen	Sprachen, z. B. Anglistik oder Germanistik (auch gerne Zweitstudium), EDV-Grundkenntnisse

Stellenbeschreibung	
Anstellungsdauer	unbefristete, freie Mitarbeit
Wochenarbeitszeit	40
Nacht-/Wochenenddienste	nein
Verschiedene Einsatzorte	nein
Anfangsgehalt	je nach Qualifikation
Zusätzliche Vergünstigungen	
Weiterbildungsmöglichkeit	
Aufstiegschancen	zum wissenschaftlichen Leiter

Lebenslauf im Verlagswesen 1

Dr. V. G., Heidelberg

Parallel zum Medizinstudium studierte ich Kunstgeschichte und schloß beide Fächer mit der Promotion ab. Im Rahmen des Kunstgeschichtestudiums war ich für zwei Jahre in London. Schon damals wurde ich an freies und unabhängiges Arbeiten gewöhnt.

Nach zwei Jahren ärztlicher Tätigkeit in der Klinik fiel die Entscheidung für das Verlagswesen. Damals begann meine Verlagstätigkeit mit einem 18monatigem Traineeprogramm, inzwischen bin ich seit insgesamt drei Jahren bei Springer für die Programmplanung eines Teils des Medizinbuch- und Zeitschriftenprogramms sowie für die Krankenpflegebücher zuständig.

Die Entscheidung für die Verlagstätigkeit fiel v. a. wegen festgefahrenen hierarchischen sowie schlechten Kommunikationsstrukturen in der Klinik. Heute habe ich mehr Entscheidungsfreiheit und beispielsweise einem Klinikchef gegenüber eine andere, gleichwertige Position.

Meinen Ausstieg aus der Klinik habe ich nicht bereut. Die neue Arbeit im Spannungsfeld von Autorenkontakten, Marketing und Produktion ist abwechslungsreich. Die Arbeitszeit entspricht natürlich auch keiner 38.5-Stunden-Woche: 50 Überstunden und mehr, auch wegen vieler Auslandsreisen, sind keine Seltenheit. Immer wieder taucht die Frage nach dem fehlenden Patientenkontakt auf: Dies ist sicher abhängig von der persönlichen Einstellung, mir fehlt er jedoch nicht.

Zu den Berufsaussichten ist zu sagen, daß insgesamt wenig qualifizierte Mediziner im Verlagswesen tätig sind. Der Verdienst ist ähnlich dem eines Assistenzarztes. Aufstiegschancen zur Leitung einer Lektoratsabteilung sind möglich (ähnlich einer Oberarztfunktion), nach oben wird es dann wie überall eher "dünn". Evtl. gibt es auch die Möglichkeit zum Umstieg in einen anderen Verlag, z. B. im Sachbuchbereich.

Lebenslauf im Verlagswesen 2

U. S., Heidelberg

Nach Abschluß des Medizinstudiums habe ich an der Fernuniversität Hagen Informatik studiert. Ziel bei der Auswahl und Aufnahme des Zweitstudiums war eine Zusatzqualifikation, die die beruflichen Perspektiven unter Berücksichtigung meiner Interessen und Neigungen sinnvoll erweitern sollte. Nur als Tip am Rande: im Diplomstudiengang Informatik wird ein Anwendungsgebiet als Nebenfach verlangt, ein abgeschlossenes Medizinstudium als solches anerkannt.

Neben dem Fernstudium war es möglich, gleichzeitig Berufserfahrung in der Hard- und Softwareindustrie zu sammeln. Über ein entsprechendes Dissertationsthema konnte ich eine Brücke zwischen den beiden Fächern schlagen. Bewußt akzeptiert habe ich, daß die Ausübung der Medizin im klassischen Sinn in den Hintergrund trat.

Seit einiger Zeit bin ich nun im wissenschaftlichen Verlagswesen tätig. Die Verantwortung für das Programm in zwei medizinischen Fachgebieten umfaßt u. a. den Umgang mit medizinischen Inhalten und elektronischen Medien. Im Spannungsfeld zwischen Inhalt und Medium ist die Auseinandersetzung mit Wissen und Information eine interdisziplinäre Aufgabe auf dem Weg zur Informationsgesellschaft — für mich ein interessantes Betätigungsfeld.

Persönlich halte ich es — Interesse vorausgesetzt — für empfehlenswert, auch unkonventionelle Alternativen in die beruflichen Überlegungen einzubeziehen.

13 Arbeitsmediziner und Werksarzt

Der Arbeitsmarkt für Betriebsärzte, also Ärzte mit arbeitsmedizinischer Fachkunde, hat sich in den letzten Jahren erheblich vergrößert, eine Entwicklung, die voraussichtlich aber unterbrochen wird. Aufgrund der schlechten Wirtschaftslage mit Stellenabbau in der Großindustrie wird auch der Werksärztliche Dienst eingeschränkt. Daneben übertragen immer mehr Unternehmen die betriebsärztliche Betreuung ihrer Mitarbeiter überbetrieblichen arbeitsmedizinischen Diensten.

Betriebsärzte haben einen wesentlichen Stellenwert in allen Aufgaben des Arbeitsschutzes. In den BGs gibt es darüber hinaus auch Einsatzmöglichkeiten für Ärzte in der Verwaltung (s. Seite 73).

13.1 Werksarzt

Große Industrieunternehmen haben in der Regel eigene, teilweise apparativ und personell sehr gut ausgestattete medizinische Abteilungen. Neben Erstversorgung bei z. B. Unfällen am Arbeitsplatz stehen präventive Aufgaben zur Erhöhung der Sicherheit am Arbeitsplatz und Vermeidung gesundheitlicher Schädigungen durch arbeitsplatzspezifische Risiken im Vordergrund. Ein weiteres Tätigkeitsfeld, das in letzter Zeit auch ins Interesse der Öffentlichkeit gerückt ist (Stichwort "Gen-Test" für Arbeit mit Karzinogenen), sind die Einstellungsuntersuchungen.

Darüber hinaus bietet sich auch die Möglichkeit zum wissenschaftlichen Arbeiten, teilweise nicht nur auf dem Sektor Arbeitsmedizin, sondern auch zusammen mit Universitäten im Rahmen von Screening-Untersuchungen. Im folgenden beispielhaft die Angaben einiger Großunternehmen:

Deutsche Bahn AG	
Tätigkeit	Zu den Aufgaben des Bahnarztes gehören Einstellungsuntersuchungen betreffend die körperliche, geistige und seelische Tauglichkeit für den Eisenbahndienst, die Beratung der Bundesbahnstellen in der Gesundheitspflege, bei der Erfüllung sozialer Aufgaben, der Unfallverhütung und beim Arbeitsschutz. Hinzu kommen die Erstellung medizinischer Gutachten für die Deutsche Bahn AG, ihre Versicherungsträger und Personalvertretung. Daneben Beratung vor Ort mit Betriebsbegehungen, Beratung von Mitarbeiterinnen und Mitarbeitern. Zusammenfassend läßt sich der Bahnarzt beschreiben als Verkehrsmediziner, Arbeitsmediziner und Sozialmediziner in einem Team von Kolleginnen und Kollegen.
Voraussetzungen	
	deutsche Staatsangehörigkeit
Geschlecht	egal
Höchstalter	45 Jahre
AiP	ja
Facharztausbildung	nein
Promotion	ja
Habilitation	nein
Klinische Erfahrung	3 Jahre
Sonstige Qualifikationen	nein
Stellenbeschreibung	
Anstellungsdauer	unbefristet
Wochenarbeitszeit	37,5
Nacht-/Wochenenddienste	nein
Verschiedene Einsatzorte	ja national, keine häufigen Abwesenheiten vom Haupteinsatzort
Anfangsgehalt	A 14 (Entsprechend einem Obermedizinalrat)

Zusätzliche Vergünstigungen	Die üblichen guten Sozialleistungen, Hilfe bei der Wohnungssuche. Außerhalb der Dienstzeit ist die Ausübung einer Privatpraxis gestattet, die auf Antrag sogar in den Diensträumen ausgeübt werden kann.
Weiterbildungsmöglichkeit	nicht im Sinne der Weiterbildungsordnung, jedoch gibt es interne Fortbildungen und die Möglichkeit der Fortbildung auf Kongressen, zu denen der Arzt dienstlich abgeordnet werden kann. Zusätzlich wird ein Fortbildungsurlaub von 6 Tagen gewährt.
Aufstiegschancen	Bundesbahndirektor (= Medizinaldirektor); dann A 15
Kontaktadresse	Bundesbahn-Sozialamt Karlstraße 4-6 60329 Frankfurt a. M. Tel.: 069/265-5406

Gesundheitsdienst der Bayrischen Motorenwerke AG (BMW)	
Tätigkeit	Wichtigste Tätigkeiten sind die Prävention auf dem Gebiet der Arbeitsmedizin nach § 3 des Arbeitssicherheitsgesetzes. Daneben selbstverständlich die Erstversorgung der Mitarbeiter bei Gesundheitsstörungen und die Abhaltung der betriebsärztlichen Sprechstunde.
Voraussetzungen	
Geschlecht	egal
Mindestalter	30
Höchstalter	40
AiP	ja
Facharztausbildung	Allgemeinmedizin, Innere Medizin, Chirurgie, Orthopädie, Dermatologie
Promotion	nein
Habilitation	nein

Klinische Erfahrung	je nach Ausbildung
Sonstige Qualifikationen	Fachkundenachweis Rettungs-dienst, Englisch
Stellenbeschreibung	
Anstellungsdauer	befristet oder unbefristet
Wochenarbeitszeit	40
Nacht-/Wochenenddienste	ja, gelegentlich
Verschiedene Einsatzorte	ja, national u. international
Anfangsgehalt	nach Vereinbarung
Zusätzliche Vergünstigungen	ja
Weiterbildungsmöglichkeit	fachbezogene Weiterbildung, die zweijährige Weiterbildungszeit zur Gebietsbezeichnung Arbeitsmedizin kann absolviert werden
Aufstiegschancen	
Kontaktadresse	Bayrische Motorenwerke AG Gesundheitsdienst Petuelring 130 80807 München 40 Tel.: 089/3895-2533

Gesundheitsdienst der Volkswagen AG	
Tätigkeit	Werksarzt, bzw. Arzt für Arbeits-medizin
Voraussetzungen	
Geschlecht	egal
Höchstalter	40
AiP	ja
Facharztausbildung	Innere Medizin, Allgemeinmedizin, Orthopädie
Promotion	ja
Habilitation	nein
Sonstige Qualifikationen	Fachkundenachweis Rettungs-dienst, EDV wünschenswert, Toxikologie
Klinische Erfahrung	mindestens 4 Jahre

Stellenbeschreibung	
Anstellungsdauer	zur Weiterbildung, oder unbefristet als Werksarzt
Wochenarbeitszeit	mind. 40 Stunden
Nacht-/Wochenenddienste	nein
Verschiedene Einsatzorte	örtliche Flexibilität erwünscht
Anfangsgehalt	keine Angaben
Zusätzliche Vergünstigungen	ja, Dienstwagen
Weiterbildungsmöglichkeit	ja, Arzt für Arbeitsmedizin
Aufstiegschancen	
Kontaktadresse	Abteilung für Arbeitsmedizin Volkswagen AG 38442 Wolfsburg Tel.: 05361/90

Med. Dienst der Lufthansa AG	
Tätigkeit Die Lufthansa weist explizit darauf hin, daß praktisch alle Stellen auf Jahre besetzt sind!	Ärzte werden bei der Lufthansa eingesetzt in der tropenmedizinischen, flugmedizinischen und arbeitsmedizinischen Abteilung. Neben Frankfurt/Main sind die wichtigsten Standorte Hamburg und München. Zu den Aufgaben gehört die Betreuung des gesamten Lufthansa-Boden- und Flugpersonals, insgesamt ca. 45 000 Mitarbeiter.
Voraussetzungen	
Geschlecht	egal
Höchstalter	egal
AiP	ja
Facharztausbildung	Gebiets- und/oder Zusatzbezeichnungen Arbeitsmedizin, Flugmedizin, Tropenmedizin
Promotion	ja
Habilitation	
Klinische Erfahrung	einige Jahre
Sonstige Qualifikationen	englische Sprachkenntnisse

Stellenbeschreibung	
Anstellungsdauer	unbefristet
Wochenarbeitszeit	37,5 Stunden
Nacht-/Wochenenddienste	ja ca. alle 8 Wochen
Verschiedene Einsatzorte	nein
Anfangsgehalt	BAT 1 mit Zulagen, nach 5 Jahren BAT 1 mit Zulagen
Zusätzliche Vergünstigungen	nein
Weiterbildungsmöglichkeit	nein
Aufstiegschancen	nein
Kontaktadresse	Med. Dienst der Lufthansa AG Lufthansa Basis 60546 Frankfurt/Main Tel.: 069/69071222

13.2 Ärzte bei Post und Polizei

Diese Ärzte liefen bisher gewissermaßen als "staatliche Werksärzte". Auch die Bahnärzte fielen in diese Kategorie, was allerdings seit der Privatisierung nicht mehr zutrifft. Da die Post einen ähnlichen Weg geht, bleiben langfristig einzig die bei der Polizei angestellten bzw. beamteten Ärzte.

14 Gesundheitsämter

Das Gesundheitsamt befaßt sich mit allen Aufgaben, die die öffentliche Gesundheit betreffen. Hinter dieser recht trockenen Aussage verbirgt sich ein wirklich faszinierend breites Tätigkeitsspektrum der dort Beschäftigten, das darüberhinaus noch etliche Möglichkeiten für ärztliche Tätigkeit "am Menschen" bietet. Neben den bei einem "Amt" natürlich anfallenden Verwaltungsaufgaben stehen Begehungen, Hausbesuche, Beratungen von Firmen, Behörden und Heimen und bestimmter Zielgruppen (Impfung, Drogen, AIDS) oder auch Organisation und Durchführung von Screening-Untersuchungen auf dem Programm.

Ein immer noch wichtiger Gesichtspunkt in der Arbeit des Gesundheitsamts ist die Seuchenbekämpfung und Überwachung der Einhaltung des Bundesseuchengesetzes. In letzter Zeit rückt beispielsweise die rapide Zunahme von Salmonellenerkrankungen ins öffentliche Interesse. Das Gesundheitsamt versucht Infektionswege aufzudecken, kontrolliert Dauerausscheider und sorgt für deren adäquate Behandlung und überprüft mögliche Verursacher in lebensmittelverarbeitenden Betrieben usw. In enger Zusammenarbeit mit anderen Behörden wird beispielsweise die Schließung eines nicht den Hygienevorschriften entsprechenden Betriebs veranlaßt.

Schutzimpfungen, früher eine "Paradedisziplin" des Gesundheitsamtes, werden heute häufig auch von niedergelassenen Ärzten durchgeführt. Werbe- und Aufklärungskampagnen werden immer noch vom Gesundheitsamt unterstützt.

Einen ähnlichen Wandel gibt es auch bei den Infektionskrankheiten. Stand früher die Tuberkulose im Mittelpunkt, so konzentrieren sich die Ämter heute auf AIDS: Screening-Untersuchungen, Beratung von AIDS-Kranken, anonymisierte Tests, Propagierung geeigneter Prophylaktika usw.

Das Gesundheitsamt ist Ansprechpartner für jede Art medizinischer Probleme nicht nur von Bevölkerungsgruppen, sondern auch von Einzelpersonen. Besonderes Engagement zeigen die Gesundheitsämter da, wo es um Bevölkerungsgruppen ohne große Lobby geht, etwa körperlich oder geistig Behinderte. Ein großes Arbeitsfeld stellt z. B. auch die Beratung von Drogenabhängigen dar, vor allem von Alkoholkranken.

Die Untersuchung von Prostituierten auf ansteckende Erkrankungen gehört ebenfalls zum Aufgabengebiet des beim Gesundheitsamt tätigen Arztes.

Eine weitere Tätigkeit sind hygienische Kontrollen in Krankenhäusern, Altenheimen, Schulen, Kindergärten, aber auch Solarien u. ä. Auch öffentliche Schwimmbäder oder Baggerseen werden auf Belastung mit Krankheitserregern oder Schadstoffen untersucht. Überhaupt gehört die Prüfung auf Schadstoffe und die dadurch mögliche Gesundheitsgefährdung zu einem stetig an Bedeutung zunehmendem Bereich, nämlich der Umwelthygiene. In ständiger Kooperation mit Umweltschutzverbänden spielt das Gesundheitsamt hier eine zentrale Rolle.

Im sozialpsychiatrischen Dienst wird besonderer Wert auf die vorsorgende und nachgehende Betreuung gelegt. Dies geschieht vor allem durch regelmäßige Sprechstunden, Beratungen des sozialen Umfeldes, durch Hausbesuche sowie durch Kriseninterventionen. Erwartet werden Erfahrungen in sozialmedizinischer Arbeit und in der Betreuung psychisch Kranker, möglichst auch im ambulanten Bereich, weiterhin die Fähigkeit zur Mitarbeit in einem multidisziplinären Team, die Bereitschaft zur Kooperation mit anderen Diensten und Einrichtungen der psychiatrischen Regionalversorgung.

In den auf Jugendhilfe ausgerichteten Institutionen geht es um die vielfältigen Problemen in der Erziehung, insbesondere auch von behinderten oder verhaltensauffälligen Kindern. Besonders wichtig ist hier die Zusammenarbeit im Team mit Psychologen, Sozialarbeitern sowie therapeutisch-pädagogischen Fachkräfte.

Abschließend seien noch einige Stichpunkte genannt, die größtenteils mehr mit dem Begriff "Amt" gekoppelt sind: Gutachtertätigkeiten, Röntgenpaß, die Organisation von "Gesundheitstagen", die Rettungswesenaufsicht, Kontrolle von Heilpraktikern, Krankengymnasten, freiberuflichen Krankenschwestern etc.

Als Voraussetzungen gelten neben Promotion, mindestens zweijährige klinische Erfahrung und z. T. der absolvierte Amtslehrgang mit Abschlußprüfung. Dieser Kurs dauert sechs Monate und findet an den "Akademien für das öffentliche Gesundheitswesen" in Düsseldorf und München statt. Zusätzlich muß eine dreimonatige Tätigkeit in einer psychiatrischen Anstalt nachgewiesen werden.

Als Weiterbildungsziel kann während der Tätigkeit im Gesundheitsamt die Ausbildung zum "Arzt für öffentliches Gesundheitswesen" mit Abschlußprüfung absolviert werden. Damit erhöhen sich deutlich die Aufstiegschancen.

Gesundheitsamt	
Voraussetzungen	
Geschlecht	In der Regel egal, je nach Ausschreibung bevorzugt weiblich
Höchstalter	40 - 55
AiP	ja
Facharztausbildung	Innere Medizin, Pädiatrie, Psychiatrie, Hygiene
Promotion	erwünscht
Habilitation	nein
Klinische Erfahrung	mind. 2 Jahre
Sonstige Qualifikationen	nein
Stellenbeschreibung	
Anstellungsdauer	unbefristet
Wochenarbeitszeit	38,5 Stunden
Nacht-/Wochenenddienste	nein
Verschiedene Einsatzorte	nein
Anfangsgehalt	In den neuen Bundesländern BAT O; sonst BAT 2a bzw. 2b oder A 13 bzw. A 14, als Abteilungsleiter A 15, als Amtsleiter A 16.
Zusätzliche Vergünstigungen	nein
Weiterbildungsmöglichkeit	ja, zum Arzt für öffentl. Gesundheitswesen
Aufstiegschancen	ja, z. B. bis zum Abteilungsleiter im Sozialministerium

15 PRO FAMILIA

Die 1952 gegründete PRO FAMILIA e.V. ist ein parteipolitisch und konfessionell unabhängiger Verband. Sie berät bei allen Fragen der Familienplanung mit sämtlichen medizinischen und psychosozialen Aspekten. PRO FAMILIA ist dezentral in 15 Landesverbänden organisiert, die insgesamt 142 Beratungsstellen im Bundesgebiet unterhalten (Stand 1992). Die Arbeit wird durch größtenteils öffentliche Gelder gefördert, wobei es große regionale Unterschiede bezüglich des Ausmaßes der Förderung gibt. Das wiederum hat direkte Auswirkungen auf die Angebote und Leistungen der einzelnen Beratungsstellen.

PRO FAMILIA hat zum einen beratende Funktion:

Neben den diversen Methoden der Empfängnisverhütung und Schwangerschaftsverhütung ("Pille danach") stehen auch Beratungen bei ungewollter Kinderlosigkeit auf dem Programm.

Ein großes Betätigungsfeld hat PRO FAMILIA in der Beratung und medizinischen Versorgung von Schwangeren. Das erstreckt sich von Schwangerschaftsfeststellung, Informationen bezüglich Medikamenten während der Schwangerschaft hin zur Beratung bei ungewollter Schwangerschaft. Selbstverständlich geht es hierbei nicht nur um rein medizinische, sondern auch um psychologische und soziale Aspekte.

PRO FAMILIA übernimmt auch direkt medizinische Behandlungen, z. B. Durchführungen von Sterilisationen oder Einlegen eines Intrauterinpessars. Die Zentren sind für die ambulante Durchführung von Schwangerschaftsabbrüchen zugelassen.

PRO FAMILIA bietet Fortbildungsveranstaltungen an, die sich an eigene Mitarbeiter und Fachkräfte aus dem medizinischen oder psychosozialen Bereich wenden. Daneben gibt es sexualpädagogische Angebote, die Heranwachsenden ein unverkrampftes und eigenverantwortliches Verhältnis zu ihrer Sexualität vermitteln sollen.

PRO FAMILIA übernimmt aus ihrem Selbstverständnis heraus auch politische Aufgaben. Entsprechend nimmt der Verband öffentlich Stellung zu Fragen des Schwangerschaftsabbruchs, der Verhütung, Gentechnologie, Sexualpädagogik und sexuellen Gewalt.

In fast allen westdeutschen Beratungsstellen der PRO FAMILIA sind, abhängig von der Größe evtl. auch mehrere, Ärztinnen tätig.

Die Arbeitsverträge sind sehr unterschiedlich, von Honorartätigkeit bis zur Vollzeitstelle, abhängig vom Konzept und den (finanziellen) Möglichkeiten der Beratungsstelle. Es gibt Ärztinnen, die bereits über zehn Jahre in einer Beratungsstelle tätig sind, die aufgrund ihrer Kompetenz auch Aufgaben auf Bundesverbandsebene übernehmen, z. B. Fortbildungsleiterin, Referentin, Mitarbeit im Medizinischen Ausschuß.

Über die Einzelberatung hinaus hat eine Ärztin die Möglichkeit, Gruppen zu verschiedenen Themen anzubieten, z. B. Geburtsvorbereitung, ungewollte Kinderlosigkeit, Wechseljahre.

PRO FAMILIA	
Voraussetzungen	
Geschlecht	weiblich
Höchstalter	
AiP	ja
Facharztausbildung	nein
Promotion	nein
Habilitation	nein
Klinische Erfahrung	wünschenswert
Sonstige Qualifikationen	Englischkenntnisse
Stellenbeschreibung	
Anstellungsdauer	alle Möglichkeiten
Wochenarbeitszeit	
Nacht-/Wochenenddienste	nein
Verschiedene Einsatzorte	nein
Anfangsgehalt	BAT 2a
Zusätzliche Vergünstigungen	nein

Weiterbildungsmöglichkeit	im Sinne von Erfahrungen zu Methoden der Kontrazeption unter Einbeziehung sexualmedizinischer und psychosozialer Aspekte, juristische Aspekte
Aufstiegschancen	keine Angaben
Kontaktadresse	PRO FAMILIA Bundesverband Cronstettenstraße 30 60322 Frankfurt/Main Tel.: 069/550901 Fax: 069/552701

16 Internationale Organisationen

16.1 UNO

Im "gehobenen Dienst" der UNO, im Englischen spricht man von "Professional and higher categories" stehen 13 500 Angehörige (Stand 1987), zumeist Wirtschaftswissenschaftler, Verwaltungspersonal in der Technischen Hilfe und Dolmetscher. Nur 259 Ärzte werden aufgeführt. Zumindest an dem prozentualen Anteil von mithin nur 2 % dürfte sich da nur wenig geändert haben. Das Büro Führungskräfte zu Internationalen Organisationen (BFIO) hat Übersetzungsvorschläge für Studienabschlüsse erarbeitet, die in Bewerbungsschreiben verwendet werden sollten.

16.2 WHO

Die Weltgesundheitsorganisation ist eine 1948 gegründete Sonderorganisation der UNO mit Sitz in Genf. Von den ca. 4600 Mitarbeitern haben etwa ein Drittel einen akademischen Abschluß. In der Zentrale in Genf sind ca. 1250 Personen beschäftigt. 1700 Mitarbeiter befassen sich mit Projekten vor Ort in den insgesamt 190 Einsatzorten. Die restlichen Bediensteten kommen in den sechs Regionalbüros zum Einsatz (Alexandria, Brazzaville, Kopenhagen, Manila, New Delhi, Washington). Pro Jahr werden ca. 120 Akademiker neu eingestellt. Die Ausschreibungen erfolgen direkt von den Regionalbüros bzw. von Genf aus, z. T. über Inserate in internationalen Fachzeitschriften oder über Universitäten. Auf jede Stellenausschreibung folgen mehrere hundert Bewerbungen. Gesucht werden zumeist Spezialisten, für praktische Ärzte beispielsweise wird eine Einsatzmöglichkeit ausdrücklich verneint.

Als Voraussetzungen für Mediziner gilt neben einem abgeschlossenes Medizinstudium eine Weiterbildung im Öffentlichen Gesundheitswesen (Public Health). Zusätzlich gewünscht wird eine Dissertation oder ähnliche Arbeit möglichst zu einem medizinischen, biologischen oder biomedizinischen passenden Thema. An Berufserfahrung werden mindestens fünf Jahre gefordert, die möglichst im Gebiet des Öffentlichen Gesundheitswesens vollbracht wurden. Als Vorteil wird auch ein Einsatz in einem Entwicklungsland gewertet.

Voraussetzung ist selbstverständlich auch die Beherrschung von Englisch und/oder Französisch in Sprache und Schrift sowie exzellente Kenntnisse der im Einsatzort gesprochenen Sprache. Zwar ist neben Englisch Französisch die zweite, gleichberechtigte Verkehrssprache in den Vereinten Nationen, in den Einsatzgebieten ist aber nach Englisch als wichtigste Sprache längst das Spanische auf den zweiten Rang gerückt.

Die Mitarbeiter bekommen in der Regel Zweijahresverträge, die häufig verlängert werden. Darüber hinaus besteht die Möglichkeit zu kürzeren, projektbezogenen Einsätzen – diese Einsätze sind jedoch meist Spezialisten auf ihrem Gebiet vorbehalten.

Das Aufgabenfeld ist extrem weitgefaßt:

Medizinische und Arzneimittelforschung, Gesundheitsstatistik, Gesundheitserziehung, Rauschgift- und Drogenkontrolle, Seuchenbekämpfung, biologische Standardisierung und Kontrolle von Arzneimitteln, Gesetzgebung auf dem Gebiet des Gesundheitswesens, Beratung, Einrichtung und Weiterentwicklung staatlicher Gesundheitsdienste und Ausbildung von Personal in Entwicklungsländern, AIDS.

Deutsche Gesellschaft für die
Vereinten Nationen (DGVN)
Poppelsdorfer Allee 55
53115 Bonn
Tel.: 0228/213646
Fax: 0228/217492

Die DGVN versendet lediglich allgemeine Information zu den UN und ihren Sonderorgansiationen. Sie ist nicht zuständig für die Vermittlung von Bewerbern oder Informationen bezüglich aktueller Einsatzmöglichkeiten.

Büro Führungskräfte zu Internationalen Organisationen
Zentralstelle für Arbeitsvermittlung
Feuerbachstraße 42 – 46
60325 Frankfurt
Tel.: 069/70110
Fax: 069/21713360

World Health Organisation (WHO)
Organisation Mondiale de la Santé (OMS)
Administrateur du Personnel (PRC)
20, avenue Appia
CH-1211 Génève 27
Schweiz
Tel.: 0041/22-7912111
Fax: 0041/22-7910746

16.3 EU

Sämtliche Dienststellen der Europäischen Union werden durch Auswahlverfahren besetzt, die je nach Bedarf von Zeit zu Zeit ausgeschrieben werden. Diese Stellen sind jedoch für Akademiker in erster Linie Verwaltungsangestellte, Dolmetscher und Übersetzer und somit ist eine entsprechende Studienausbildung in dieser Richtung sinnvoll, wobei bei den meisten Ausschreibungen nur ein abgeschlossenes Hochschulstudium und zweijährige Berufserfahrung gefordert wird. Ein Höchstalter von 35 bzw. z. T. 32 Jahren wird angegeben.

Mediziner werden von der EU insbesondere von dem Auswahlausschuß Forschung gesucht. Hier gelten besondere Auswahl- und Einstellungsverfahren. Die Forschungsarbeiten der EU werden hauptsächlich von der Gemeinsamen Forschungsstelle (GFS) durchgeführt. Sie besteht aus vier Forschungsanstalten: Ispra (Italien), Karlsruhe (BRD), Petten (Niederlande), Geel (Belgien). Schwerpunktmäßig wird hier auf dem Gebiet der Kernenergie, Umweltschutz, Werkstofforschung, Sicherheitstechnologie, Informationstechnologie und Fernerkundung geforscht.

Grundvoraussetzung für eine Tätigkeit bei der EU ist das Beherrschen mindestens einer der EU-Amtssprachen (Dänisch, Deutsch, Englisch, Französisch, Griechisch, Italienisch, Niederländisch, Portugiesisch, Spanisch) neben der Muttersprache.

Kommission der Europäischen
Union
Sekretariat des
Auswahlausschusses Forschung
SDME R2 / 54
rue Montoyer 75
B-1040 Brüssel
Tel.: 0032/2-23 56 60
Fax: 0032/2-23 63 025

Generaldirektion XII
(Wissenschaft, Forschung und
Entwicklung)
oder
Generaldirektion XIII
(Telekommunikation, Informations-
industrie und Innovation)
Kommission der Europäischen
Union
Rue de la Loi 200
B-1040 Brüssel

ZAV Zentralstelle für Arbeitsplatz-
vermittlung
BFIO Büro Führungskräfte zu
internationalen Organisationen
Feuerbachstraße 42-46
60325 Frankfurt/Main
Tel.: 069/71110

Eine weitere Möglichkeit für studierende oder examinierte Mediziner sind Austauschprogramme deutscher Hochschulen (z. B: ECTS-ERASMUS European Community Course Credit Transfer System für Mediziner, Universität Bonn) zu Forschungszwecken. Wobei hier die Anforderungen an Alter, Examensergebnisse etc. sicher als nicht für den "Durchschnittsmediziner" geeignet sind. Informationen hierzu erhält man über den DAAD in Bonn:

Deutscher Akademischer
Austauschdienst DAAD
Kennedyallee 50
53175 Bonn
Tel.: 0228/8820-0

17 Arzt in der 3. Welt

Arzt im Entwicklungsdienst ist für viele Medizinstudenten ein Traum. Nach Absolvierung des Studiums bzw. einigen Jahren Berufstätigkeit gibt es jedoch deutlich weniger, die sich real dafür interessieren. Ein gewisses Problem ist die Wiedereingliederung nach der üblicherweise mehrjährigen Tätigkeit im Ausland. Sämtliche Organisationen bieten zwar Wiedereingliederungshilfen an, bei der schwierigen Arbeitsmarktsituation muß jedoch jeder selbst entscheiden, ob er einen sicheren Arbeitsplatz riskiert. Ein weiteres Problem ist die private Situation, Ehepartner und Kinder. Eine zusätzliche Tätigkeit im Bereich Entwicklungsdienst wäre die Mitarbeit in den Organisationen in Deutschland, beispielsweise auch nach Rückkehr von einem Auslandseinsatz.

Die Voraussetzung für eine Tätigkeit im Entwicklungsdienst sind mindestens zwei- bis dreijährige Berufserfahrung in den benötigten Fächern (Chirurgie, Geburtshilfe, Innere Medizin/Tropenmedizin) bzw. abgeschlossene Facharztausbildung. Die Einsätze dauern meist mehrere Jahre. Die Bezahlung der Einsätze reicht von Übernahme eines Teils der Flugkosten bis zu guten Verdienstmöglichkeiten (eher die Ausnahme). Die Aufgaben sind wesentlich weiter gefaßt als bei uns und beinhalten neben der üblichen Krankenversorgung in operativer und konservativer Form sowie Geburtshilfe auch Organisation/Administration und erstrecken sich ebenso über den Bereich der Prävention und Ausbildung.

Ein Einsatz in der 3. Welt kann natürlich, außer der persönlichen Horizonterweiterung und der (Selbst-)Erfahrung in einer ganz anderen Umgebung, auch karrieremäßig nach Rückkehr hilfreich sein. Schließlich sieht ein zweijähriges Engagement in Afrika im Curriculum besser aus als Arbeitslosigkeit. Dem steht gegenüber, daß aus verständlichen Gründen erfahrene Ärzte gebraucht werden. Dennoch sollte es möglich sein, nach abgeschlossenem AiP an solche Einsätze zu kommen.

Eine andere Art des Auslandseinsatzes, v. a. in Katastrophengebiete, wird z. B. über das Komitee Ärzte für die Dritte Welt oder über die deutschen Hilfsorganisationen wie z. B. das DRK organisiert. Auch hier sind abenteuerlustige Studienabsolventen ohne Erfahrung naturgemäß fehl am Platze.

Wir haben im Anschluß beispielhaft einige Einsatzarten wichtiger Entwicklungsdienstorganisationen beschrieben und noch einige Adressen genannt, wo man genauere Informationen erhalten kann.

Christliche Fachkräfte International e. V. (CFI)
Ca. 10 % der CFI-Mitarbeiter im Ausland sind Ärzte. Voraussetzungen: Deutsche Staatsangehörigkeit, abgeschlossene Ausbildung und zusätzliche Berufserfahrung, Tropentauglichkeit, körperliche und seelische Belastbarkeit, Sprachkenntnisse und Willen zur Fortbildung, biblisch nüchternes Glaubensleben, aktive Mitarbeit in einer Gemeinde oder einem Missionswerk auf der Basis der evangelischen Allianz, Teamfähigkeit und Integrationsbereitschaft in Übersee, Regeleinsatzdauer von 3 Jahren (zusätzlich Inlandsvorbereitungszeit). Es muß sich bei den Mitarbeitern um engagierte Christen handeln. Einsatzbereich: in Projekten der nationalen Kirchen in den Bereichen Landwirtschaft, Gesundheitsdienst, technische u. handwerkliche Ausbildung, Flüchtlingshilfe, Sozialarbeit.

CFI	
Voraussetzungen	
Geschlecht	egal
Mindest-/Höchstalter	keine Grenzen
AiP	ja
Facharztausbildung	ja, z. T. Chirurgie, Gynäkologie, Pädiatrie
Promotion	in der Regel ja
Habilitation	nein
Klinische Erfahrung	2-3 Jahre
Sonstige Qualifikationen	ja, Fremdsprachen
Stellenbeschreibung	
Anstellungsdauer	befristet auf 3 Jahre
Wochenarbeitszeit	z. T. extreme Belastungen

Nacht-/Wochenenddienste	ja
Verschiedene Einsatzorte	international, vorwiegend Afrika, darüber hinaus z. T. örtliche Abwesenheiten vom Haupteinsatzort
Anfangsgehalt	in Anlehnung an den DED (Zitat: Dienen, weniger verdienen)
Zusätzliche Vergünstigungen	ja
Weiterbildungsmöglichkeit	ja, Fortbildungseinheit MA
Aufstiegschancen	

ded (Deutscher Entwicklungsdienst)

Der ded entsendet u. a. Ärzte in verschiedene afrikanische Gastländer. Die kurative Tätigkeit beinhaltet Arbeit in OP, Kreißsaal und Ambulanz. Ansonsten sind die Sprechstunden der Präventivprogramme ein wichtiger Arbeitsanteil. Der ded wird vom Arbeitskreis "Lernen und Helfen in Übersee" e.V. und von der BRD getragen.

ded	
Voraussetzungen	
Geschlecht	egal
Höchstalter	keine Grenzen
AiP	ja
Facharztausbildung	nein
Promotion	nein
Habilitation	nein
Klinische Erfahrung	mehrjährige klinische Tätigkeit, möglichst operative Erfahrung (Chirurgie, Gynäkologie)
Sonstige Qualifikationen	Sprachen, Tropentauglichkeit
Stellenbeschreibung	
Anstellungsdauer	2 – 4 Jahre pro Einsatz
Wochenarbeitszeit	
Nacht-/Wochenenddienste	
Verschiedene Einsatzorte	ja

Anfangsgehalt	Unterhaltsgeld, freie Wohnung, Versicherungsbeiträge, für Ehepartner und Kinder zusätzlich Unterhaltsgeld
Zusätzliche Vergünstigungen	Wiedereingliederungsbeihilfe
Weiterbildungsmöglichkeit	
Aufstiegschancen	

Komitee Ärzte für die Dritte Welt

Ärztliche Hilfseinsätze in medizinischen Notstandsgebieten der Dritten Welt für mindestens sechs Wochen. Im Team mindestens zu zweit auf den Philippinen, in Indien, Bangladesh und Kolumbien.

Komitee Ärzte für die Dritte Welt	
Voraussetzungen	
Geschlecht	egal
Höchstalter	
AiP	ja
Facharztausbildung	nein
Promotion	nein
Habilitation	nein
Klinische Erfahrung	1,5 Jahre (also abgeleistetes AiP)
Sonstige Qualifikationen	Englisch- bzw. Spanisch(grund-)Kenntnisse
Stellenbeschreibung	
Anstellungsdauer	freie Mitarbeit
Wochenarbeitszeit	40 Stunden (?)
Nacht-/Wochenenddienste	nein (?)
Verschiedene Einsatzorte	nein
Anfangsgehalt	0
Zusätzliche Vergünstigungen	0
Weiterbildungsmöglichkeit	bei halbjährigem Einsatz u. U. Anrechnung auf Weiterbildung in Pädiatrie oder Innere Medizin
Aufstiegschancen	Zitat: "gewaltige..."

United Nations Volunteers (UNV)

Diese Organisation wurde von den United Nations 1970 gegründet und nahm ihre Arbeit 1971 auf. Die UNV ist der offizielle "Versender" der UN für Freiwillige.

Verantwortlich im Organisationsrahmen der UN sind die United Nations Development Programs (UNDP), die Wert auf enge Zusammenarbeit mit den Agenturen der UN legt. Ein Schwerpunkt sind die sog. Domestic Development Services (DDS), Entwicklungsprojekte, die dörfliche/ländliche Strukturverbesserungen bewirken sollen. Etwa 13 % der UNV-Projekte werden in der offiziellen Statistik dem Sektor "Health" zugerechnet, entsprechend finden sich etwa 10 % Ärzte unter den UNVs. Nach UNDP-Angaben ist im Laufe des Bestehens des Programms ein deutlicher Wandel des "typischen" UNV festzustellen. Waren es zunächst jüngere Idealisten voller Energie, wurde mit den Jahren klar, daß zunehmend erfahrene Spezialisten benötigt werden. Entsprechend liegt das Durchschnittsalter bei 38 Jahren, die UNVs haben zumeist Hochschulabschluß o. ä. und im Schnitt zehn Jahre Berufserfahrung.

Derzeit gibt es mehr als 2000 dieser Freiwilligen, die etwa zur Hälfte in Afrika eingesetzt sind. Ein Drittel arbeitet in Asien, der Rest in den Arabischen Staaten und Europa (ca. 13 %) sowie in Lateinamerika und der Karibik (7 %).

- Als Voraussetzungen werden genannt:
  - Mindestens zwei Jahre Berufserfahrung
  - Berufsabschluß
  - Sehr gute Englischkenntnisse und hervorragende Kenntnisse der im Einsatzland gesprochenen Sprache
- Geboten werden:
  - Unterkunft
  - Umzugshilfe
  - Taschengeld (variiert je nach Einsatzort, Richtwert 800 bis 1000 US $ monatlich)
  - Lebens- und Krankenversicherung
  - Hin- und Rückreise zum Einsatzort

Die wesentlichen Adressen und Informationsquellen für einen Einsatz in einem Entwicklungsland:

*Die AGEH ergänzt als Personal-
dienst der deutschen Katholiken die
Arbeit kirchlicher Organisationen.
Sie betreut Projekte in Asien, Afrika
und Lateinamerika:*
Arbeitsgemeinschaft für Entwick-
lungshilfe e.V. (AGEH)
Ripuarenstraße 8
50679 Köln
Tel.: 0221/88960
Fax: 0221/8896100

Christliche Fachkräfte International
e. V. (CFI)
Hohenheimerstraße 60
70184 Stuttgart
Tel.: 0711/233564
Fax: 0711/246169

Deutscher Entwicklungsdienst
GmbH (ded)
Kladower Damm 299
14089 Berlin
Tel.: 030/365090
Fax: 030/36509271

ded
Beratungsreferat Bonn
Hans-Böckler-Straße 5
53225 Bonn
Tel.: 0228/4001403
Fax: 0228/4001111

Deutsches Rotes Kreuz
Generalsekretariat
Friedrich-Ebert-Allee 71
53113 Bonn
Tel.: 0228/5410

*Dienste in Übersee e. V. ist die
Arbeitsgemeinschaft evangelischer
Kirchen in Deutschland.:*
Dienste in Übersee e. V. (DÜ)
Nikolaus-Otto-Straße 13
70771 Leinfelden-Echterdingen
Tel.: 0711/79890
Fax: 0711/7989123

*EIRENE wird von den Gründungs-
mitgliedern (Historische Friedenskir-
che der Mennoniten und Brethren
und Internationaler Versöhnungs-
bund) und Landesverbänden in
Frankreich, den Niederlanden und
der Schweiz getragen:*
EIRENE, Internationaler Christlicher
Friedensdienst e.V.
Engerserstraße 74b
56564 Neuwied
Tel.: 02631/27082
Fax: 02631/31160

Gesellschaft für technische Zusammenarbeit (GTZ)
Dag-Hammarskjöld-Weg 1
65760 Eschborn
Tel.: 06196/790

Komitee Ärzte für die Dritte Welt
Elsheimerstraße 9
60322 Frankfurt
Tel.: 069/7191-1456
Fax: 069/7191-1460

Notärztekomitee Cap Anamur
Kupferstraße 7
53842 Troisdorf
Tel.: 0221/2452273

United Nations Volunteers (UNV)
The Executive Coordinator
Palais des Nations, 1211 Genf 10,
Schweiz
Tel.: 0041/22/7882455
Fax: 0041/22/7882501

*Der WFD wurde im Rahmen der
Versöhnungsdienste gegründet:*
Weltfriedensdienst e.V. (WFD)
Hedemannstraße 14
10969 Berlin
Tel.: 030/2510516
Fax: 030/2511887

18 Pharmaindustrie

Eine der bekanntesten alternativen Tätigkeiten für Ärzte mit bis vor kurzem steigenden Zahlen ist die Anstellung in der pharmazeutischen Industrie. 1992 waren von 10 000 Naturwissenschaftlern in dieser Branche ca. 2000 Ärzte beschäftigt.

Die Entscheidung, in die Pharmaindustrie zu gehen, sollte wohl überlegt sein, eine Rückkehr ins "normale" Arztdasein ist sicher nur in Ausnahmen möglich. Fehlendem Kontakt mit den Patienten, für viele der Grund für die Berufswahl, stehen reger Kontakt mit Wissenschaftlern auch anderer Disziplinen oder Ärzten gegenüber. Die Infrastruktur des Arbeitsplatzes ist zumindest verglichen mit den Kliniken deutlich besser. Ein Akademiker wartet z. B. in einem öffentlichen Krankenhaus des öfteren 20 Minuten auf die Zuteilung eines Ferngesprächs – in der Industrie schwer vorstellbar.

Zwei wichtige Arbeitsbereiche sind zu unterscheiden: Zum einen Forschung und Entwicklung, zum zweiten Management, Information und Service.

Der Arzt übernimmt dabei schwerpunktmäßig Leitung und Mitarbeit:
- in der präklinischen Forschung
- in der klinischen Forschung
- in der Abteilung Arzneimittelsicherheit
- in der medizinisch-wissenschaftlichen Abteilung
- bei der Erarbeitung wissenschaftlicher Informationen
- in Vertriebsbereichen wie Marketing und Außendienst

Größere Unternehmen bieten darüber hinaus:
- Tätigkeiten in Außenbüros oder ausländischen Niederlassungen
- Ausbildung von Pharmareferenten in firmeneigenen Ausbildungsstätten
- Aufgaben in der Gesundheitspolitik
- Projektmanagement

Bei der Entscheidung für ein großes oder kleines Unternehmen spielen auch die Frage nach vorhandenen Arbeitsmöglichkeiten wie Labor etc., Möglichkeit der späteren Habilitation, Fragen der fachlichen Fortbildung und Kontaktmöglichkeiten zu anderen wissenschaftlichen Institutionen eine Rolle. Es gibt eine bedeutende Anzahl mittelgroßer Firmen mit erfolgreicher Entwicklungsarbeit auf bestimmten Schwerpunktgebieten, wobei natürlich große Firmen ein breiteres Spektrum abdecken.

Die Verdienstmöglichkeiten sind generell als gut zu bezeichnen, wobei die Spanne sehr groß ist. Als Mindestjahresbezüge akademischer Angestellter in der chemischen Industrie für das erste Berufsjahr werden ca. DM 75 000.-, für Promovierte ca. DM 85 000.- genannt. Wie in der Industrie üblich, ist die Vergütung leistungs- und qualifikationsbezogen. Bezogen auf die Arbeitszeit kann man in der Industrie natürlich auch nicht von einem Achtstundentag ausgehen, insgesamt ist die Arbeitszeit jedoch wesentlich geregelter als in der Klinik bzw. der Praxis.

Als generelle Einstellungskriterien werden – wen wundert's – gute Examensnoten, Englischkenntnisse, ggf. zweite Fremdsprache, PC-Kenntnisse und ein Einstiegsalter bis 35 Jahre genannt. Mindestens zweijährige klinische Tätigkeit, z. T. abgeschlossene Facharztweiterbildung sind weitere Anforderungen. Selbstverständlich sind diese Voraussetzungen nur ein erster Anhaltspunkt.

Beispielhaft wollen wir noch einige Einsatzmöglichkeiten und Anforderungen, wie sie bei zwei großen Pharmaunternehmen anzutreffen sind, vorstellen:

Ciba Geigy	
Tätigkeit	
1) Co-Sponsor med. wissenschaftliche Abteilung	Der Co-Sponsor ist verantwortlich für alle fachlichen medizinischen Aussagen im jeweiligen Therapiegebiet, außerdem trägt er die Verantwortung für die Durchführung von klinischen Prüfungen der Phase IV unter Beachtung der gesetzlichen und behördlichen Anforderungen. Einsatzort ist das 1979 eingerichtete und 1988 komplett neu gebaute Human-Pharmakologische Institut (HPI) der deutschen Ciba Geigy GmbH in Tübingen.

2) Referent Arzneimittelsicherheit	Verantwortung für die situationsgerechte Steuerung der Erfassung, Auswertung aus Dokumentation von Risiken bei ausgebotenen Präparaten mit dem Ziel, Arzneimittelschäden so früh wie möglich zu erkennen und in ihrem Ausmaß so gering wie möglich zu halten, unter der Beachtung der behördlichen Auflagen.
3) Monitor klinische Entwicklung	Plazierung und Betreuung der zugewiesenen klinischen Prüfungen der Phasen I – III unter Beachtung der gesetzlichen und behördlichen Anforderungen.
4) Projektleiter klinische Entwicklung	Operative Verantwortung für die Durchführung von klinischen Prüfungen der Phasen I – III unter Beachtung der gesetzlichen und behördlichen Anforderungen.
5) Arzt im Human-Pharmakologischen Institut	Durchführung klinischer Prüfungen an gesunden Probanden unter Beachtung der gesetzlichen und behördlichen Anforderungen.
Voraussetzungen	
Geschlecht	egal
Mindestalter	28
Höchstalter	35
AiP	ja
Facharztausbildung	z. T. (je nach Einsatzgebiet: Innere Medizin, Kardiologie, Onkologie, Psychiatrie)
Promotion	ja (erwünscht)
Habilitation	
Klinische Erfahrung	2 Jahre
Sonstige Qualifikationen	Englisch in Wort und Schrift, PC-Kenntnisse
Stellenbeschreibung	
Anstellungsdauer	unbefristet
Wochenarbeitszeit	37,5
Nacht-/Wochenenddienste	nein
Verschiedene Einsatzorte	ja, national

Anfangsgehalt	Akademiker-Tarifvertrag
Zusätzliche Vergünstigungen	nein
Weiterbildungsmöglichkeit	z. T.
Aufstiegschancen	je nach Einsatzgebiet: konzernintern, Sponsor, Projektleiter, Leiter Klinische Entwicklung

Hoffmann - La Roche AG	
Tätigkeit	
1) Arzneimittelsicherheit	
2) Klinische Prüfung: Fachreferent	
3) Marketing (Produktmanagement, Außendienst)	
Voraussetzungen	
Geschlecht	
Höchstalter	
AiP	
Facharztausbildung	ja, evtl. Einzelfall abhängig
Promotion	
Habilitation	
Klinische Erfahrung	
Sonstige Qualifikationen	sehr gute englische Sprachkenntnisse
Stellenbeschreibung	
Anstellungsdauer	unbefristet
Wochenarbeitszeit	39 Stunden
Nacht-/Wochenenddienste	nein
Verschiedene Einsatzorte	einzelfallabhängig
Anfangsgehalt	einzelfallabhängig
Zusätzliche Vergünstigungen	nein
Weiterbildungsmöglichkeit	ja
Aufstiegschancen	einzelfallabhängig

Für weitere Informationen zur ärztlichen Tätigkeit in der pharmazeutischen Industrie wollen wir noch auf die Medizinisch-Pharmazeutische Studiengesellschaft e.V. hinweisen, eine Vereinigung wichtiger deutscher Arzneimittelunternehmen. Die dort erhältliche kostenlose Broschüre "Arzt in der pharmazeutischen Industrie" bietet einen guten Einstieg zu diesem Thema.

Medizinisch-Pharmazeutische
Studiengesellschaft e.V. (MPS)
Dreizehnmorgenweg 44
53175 Bonn
Tel.: 0228/81999-0
Fax: 0228/81999-99

Management-Fortbildungsseminar zum Bereichsassistent Marketing

Die Pharma Management Akademie ist eine Ausbildungsstätte für die Fortbildung von Naturwissenschaftlern, die – wie in den naturwissenschaftlichen Studiengängen üblich – keinerlei kaufmännische Vorbildung haben. Die Akademie möchte folgerichtig interessierten Akademikern den Einstieg in eine Tätigkeit in der freien Wirtschaft durch eine zusätzliche Ausbildung erleichtern. Die Teilnehmer dieses Seminars haben ihr späteres berufliches Einsatzgebiet dabei nicht nur im Bereich Marketing, sondern auch in der klinischen Forschung und den medizinisch-wissenschaftlichen Abteilungen der Pharmaunternehmen, da auch hier eine Orientierung am Markt erfolgt.

Zugangsvoraussetzungen sind ein abgeschlossenes Studium der Human-, Zahn- oder Tiermedizin, Pharmazie, Biologie oder Chemie. Das Seminar dauert sechs Monate und beinhaltet 1000 Unterrichtsstunden. Die Förderung nach dem Arbeitsförderungsgesetz ist evtl. möglich.

Pharma Management Akademie
Schottweg 9
22087 Hamburg
Tel.: 040/22719850

19 Standespolitik und Ärzteorganisationen

Wir beschreiben nacheinander kurz die Tätigkeitsbereiche der folgenden Organisationen/Verbände. In allen genannten sind auch Ärzte beschäftigt und man kann sich vielleicht anhand der Aufzeichnung ein kurzes Bild über den zu erwartenden Arbeitsbereich machen. Insgesamt sind diese Beschäftigungen sicher viel Verwaltungsarbeit und damit mit "Schreibtischarbeit" verbunden. Wer sich für eine Stelle dieser Art interessiert, sollte schon früh Mitglied dort werden – abgesehen davon hat es auch sonst einige Vorteile – und sich entsprechend auf Kommunal- oder Landesebene engagieren.

19.1 Bundesärztekammer

Die Bundesärztekammer ist die Arbeitsgemeinschaft der deutschen Landesärztekammern mit Sitz in Bonn. Sie ist für den ständigen Erfahrungsaustausch und Abstimmung der gemeinsamen Ziele zuständig. Sie kümmert sich um Aus- und Fortbildung, Bewahren der ärztlichen Belange, Beziehungen zu Wissenschaft und ausländischen ärztlichen Vereinigungen. Die Organe sind die Hauptversammlung (der Deutsche Ärztetag) und der Vorstand. Der Vorstand setzt sich aus dem Präsidenten, den zwei Vizepräsidenten, den Präsidenten der LÄK und zwei Vertreter der angestellten Ärzte zusammen.

19.2 Landesärztekammern

Die Landesärztekammern sind im Gegensatz zu der Bundesärztekammer Körperschaften des öffentlichen Rechts. Jeder Arzt ist hier
Pflichtmitglied, sofern er ärztliche Tätigkeit ausübt. Die Ärztekammern sind ein Selbstverwaltungsorgan der Ärzte, die sie in berufs-
rechtlichen Angelegenheiten nach Landesrecht (Heilberufsgesetze)
vertreten. Zur Aufgabe der LÄK gehören u.a. die Regelung der
Berufspflichten und die Überwachung der Einhaltung, Verwaltung,
Regelung und Kontrolle der Weiterbildung für Mediziner, Durchführung der Prüfungen, Prüfung und Ausstellung der Zusatzbe-
zeichnungen/Urkunden.

Landesärztekammer Nordrhein	
Voraussetzungen	
Geschlecht	egal
Mindestalter	30
Höchstalter	45
AiP	ja
Facharztausbildung	ja
Promotion	ja
Habilitation	nein
Klinische Erfahrung	5-10 Jahre
Sonstige Qualifikationen	EDV-Kenntnisse
Stellenbeschreibung	
Anstellungsdauer	befristet u. unbefristet
Wochenarbeitszeit	38,5
Nacht-/Wochenenddienste	nein
Verschiedene Einsatzorte	nein, aber örtliche Flexibilität ist erwünscht
Anfangsgehalt	BAT 2a, nach 5 Jahren BAT 1a
Zusätzliche Vergünstigungen	ja
Weiterbildungsmöglichkeit	ja
Aufstiegschancen	

19.3 Kassenärztliche Vereinigungen

Jeder Arzt, der an der kassenärztlichen Versorgung teilnimmt, ist Pflichtmitglied in der Kassenärztlichen Vereinigung – sie ist die Selbstverwaltung der Kassenärzte und vertritt diese in kassenarztrechtlichen Angelegenheiten nach Bundesrecht (Sozialgesetzbuch V). Sie ist eine Körperschaft des öffentlichen Rechts und nimmt die ihr übertragenen Aufgaben der kassenärztlichen Versorgung wahr. Sie ist auch eine genossenschaftliche Vertretung der in ihr zusammengeschlossenen Pflichtmitglieder. Außer den Verwaltungsaufgaben gibt es auch das Tätigkeitsfeld der Prüfärzte der KVen.

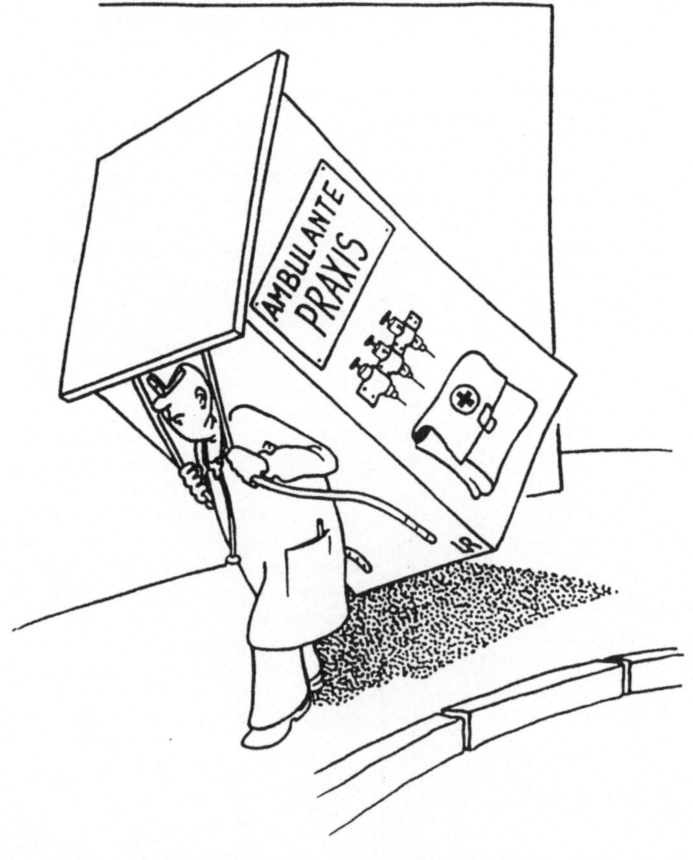

AMBULANTE
PRAXIS

19.4 Kassenärztliche Bundesvereinigung

Die 23 Kassenärztlichen Vereinigungen bilden auf Bundesebene die Kassenärztliche Bundesvereinigung. Sie ist zuständig für Verträge und Vereinbarungen wie z. B. die Bundesmantelverträge mit den Primärkassen, Einführung der Krankenversichertenkarte oder über die kurärztliche Versorgung. Ebenso sind die Wahrnehmung der Interessen der Vertragsärzte auf Bundesebene, Vertretung bei Gesetzgebungsverfahren, Erlaß von bundeseinheitlichen Richtlinien Teil ihrer Aufgaben. Momentan beschäftigt die KBV neben fünf ärztlichen Referenten vier ärztliche Dezernenten.

Referent in der KBV	
Voraussetzungen	
Geschlecht	egal
Mindestalter	30
Höchstalter	45
AiP	ja
Facharztausbildung	ja, Typ ist nachrangig
Promotion	erwünscht
Habilitation	nein
Klinische Erfahrung	
Sonstige Qualifikationen	
Stellenbeschreibung	
Anstellungsdauer	unbefristet
Wochenarbeitszeit	40 Stunden
Nacht-/Wochenenddienste	nein
Verschiedene Einsatzorte	in der Regel nicht (ca. zehnmal ein bis zwei Tage pro Jahr)
Anfangsgehalt	BAT 1/2, nach 5 Jahren mind. BAT 1
Zusätzliche Vergünstigungen	nein
Weiterbildungsmöglichkeit	nein
Aufstiegschancen	

19.5 Hartmannbund

Die Mitgliedschaft im Hartmannbund ist – im Gegensatz zu den Ärztekammern und bei vertragsärztlicher Tätigkeit in der KV – freiwillig. Der Hartmannbund – Verband der Ärzte Deutschlands e.V. ist aufgegliedert in Orts-, Bezirks-, Kreisvereine und Landesverbände. Der geschäftsführende Vorstand, die Hauptversammlung und der Gesamtvorstand sind die Organe des HB. Er kümmert sich um alle Belange des ärztlichen Daseins. Ein wichtiger Punkt ist hier jedoch sicher die Unabhängigkeit des Arztes, freie Berufswahl und -ausübung. Zusätzlich werden zu jeglichen Themen gute Informationsblätter herausgegeben und Fortbildungsveranstaltungen durchgeführt.

Friedrich-Thieding-Stiftung
Eine vom Hartmannbund gegründete Stiftung, die sich v. a. um Forschung, Lehre und Bildung kümmert. Sehr empfehlenswert sind die berufspolitischen Seminare und Orientierungsseminare für junge Ärzte, die jedoch leider immer nur mit einer begrenzten Teilnehmerzahl zur Verfügung stehen.

19.6 Marburger Bund

Die berufspolitische und gewerkschaftliche Interessenvertretung der angestellten und beamteten Ärzte Deutschlands. Die Mitgliedschaft erfolgt bei einem der 14 Landesverbände, der Bundesverband ist der Zusammenschluß derselben. Auch hier ist wie beim Hartmannbund die Mitgliedschaft freiwillig. Der MB vertritt die Interessen seiner Mitglieder gegenüber Regierung, Arbeitgebern, Ärztekammern, Kassenärztlichen Vereinigungen, Öffentlichkeit etc. Ein Rechtsschutz nach einer sechsmonatigen Mitgliedschaft in arbeitsrechtlichen Fragen ist ebenso beinhaltet wie sein Engagement in der Tarifpolitik als einzige tariffähige Gewerkschaft der Ärzte. Zusätzlich führt der MB Seminare zur Verbesserung medizinischer Qualifikationen als auch zum Erwerb von nicht-medizinischen Zusatzqualifikationen, Vermittlung von Auslandsaufenthalten und Austauschprogramme durch.

20 Unterricht an Schulen für medizinisches Hilfs- bzw. Krankenpflegepersonal

In erster Linie ist dies ein Nebenjob, der meist stundenweise von Klinik- bzw. Praxisärzten ausgeführt wird. Teilweise ist es jedoch auch möglich dies alleine – z. B. zur Überbrückung von Arbeitslosigkeit oder Mutterschaftszeit – zu machen. In den meisten Fällen besteht jedoch eine Absprache mit dem Krankenhaus bzw. dem jeweiligen Chefarzt, der dann für eine entsprechende Delegierung des "Schwesternunterrichts" sorgt. An örtlichen Bildungszentren für medizinisch-technische Hilfsberufe werden teilweise auch Vollzeitstellen mit ärztlichen Lehrkräften nach den Richtlinien des öffentlichen Dienstes besetzt.

Krankenpflegeschule	
Tätigkeit	Unterricht an Krankenpflegeschule für med. Fachbereiche (Innere Med., Chirurgie,Gynäkologie, etc.)
Voraussetzungen	
Geschlecht	
Höchstalter	
AiP	ja
Facharztausbildung	möglichst ja, entsprechend dem zu unterrichtenden Fach
Promotion	ja
Habilitation	nein
Klinische Erfahrung	
Sonstige Qualifikationen	
Stellenbeschreibung	
Anstellungsdauer	freie Mitarbeit

Wochenarbeitszeit	sehr unterschiedlich
Nacht-/Wochenenddienste	nein
Verschiedene Einsatzorte	nein
Anfangsgehalt	Abrechng. erfolgt stundenweise pro Quartal
Zusätzliche Vergünstigungen	nein
Weiterbildungsmöglichkeit	nein
Aufstiegschancen	nein

Anhang A: Datenbank "Kurs Direkt"

Ein ausgezeichnetes, modernes Medium für die Suche nach Fortbildungsmöglichkeiten, Aufbaustudiengänge etc. stellt die Bundesanstalt für Arbeit zusammen mit dem Institut der deutschen Wirtschaft (IW) in Form einer Datenbank zur Verfügung. Die Datenbank "Kurs Direkt" wird laufend aktualisiert, die Daten werden bei allen öffentlichen und privaten Bildungseinrichtungen erhoben. "Kurs Direkt" enthält derzeit über 200 000 detailliert beschriebene Bildungsmaßnahmen von ca. 30 000 Anbietern. Dabei werden sämtliche relevanten Angaben, von Zulassungsvoraussetzungen über Studieninhalte, Dauer, mögliche Abschlüsse bis hin zu den Kosten der Maßnahme gelistet.

Eine Suche mit den Begriffen "Arzt" und "Weiterbildung" ergab über 1100 Maßnahmen. Das Spektrum ist dabei extrem breit; aufgelistet sind beispielsweise Veranstaltungen zu Rhetorik, Homöopathie, Rettungsdienst, Chirotherapie, Strahlenschutz, Abrechnung, Rechtsfragen, Seminare zur Führung der Zusatzbezeichnung Sportmedizin und Sozialmedizin bis hin zu Kursen zur Chefarztvertragsgestaltung.

Die Nutzung der Datenbank ist entweder in den Arbeitsämtern möglich, oder – wesentlich komfortabler – von zuhause. In diesem Fall benötigt man lediglich einen Personal-Computer und ein Modem. Die Anwahl kann direkt oder über Datex-P, und demnächst auch über Datex-J, erfolgen. Benötigt wird hierzu allerdings eine Nutzerkennung, die das IW auf Antrag vergibt. Die Nutzung der Datenbank ist, abgesehen von den Telefongebühren, kostenlos.

Nur für Weiterbildungsprofis interessant ist "Kurs Direkt" auf CD-ROM. Das Abonnement für ein Jahr kostet dann nämlich leider knapp 950.- DM.

Sowohl bei Recherche über Modem als auch per CD-ROM steht das komfortable Suchprogramm KOMPASS zur Verfügung. Ein Rechercheergebnis sieht z. B. so aus:

```
******** Dokument Nr.: 19 / 1145
Datenbank    KURS DIREKT   ein Service der Bundesanstalt für Arbeit(C)
ReferenzNr.   890907459
Bildungsbereich  C
      Berufliche Weiterbildung
Bildungsziel   Homöopathie  Zusatzbezeichnung für Ärzt(e/innen)
Land      BY
      Bayern
Arbeitsamt   München
PLZ      80935
Veranstaltungsort   München
Bildungsschwerpunkt Zusatzbezeichnung Homöopathie für Ärzt(e/innen)
      mit Approbation. Einführung in die Grundlagen der
      Homöopathie (Kursstufen A, B, C)
Veranstalter   Deutscher Zentralverein homöopathischer Ärzte
      e.V., Landesverband Bayern, Dr. Ulrich Kolkhorst


Lehrinhalt / Kursaufbau:
 Grundlagen der Homöopathie mit praktischen Übungen anhand von
 Krankengeschichte mit VideoDarstellungen und
 Patientenvorstellung
Wohn u. Verpflegungsmöglichkeiten / kosten:
 Hotel
Lehrgebühren / Kosten:
 Lehrgangsgebühr pro Woche DM 650,, für Mitglieder DM 600, plus
 Lernmittel
Schulische Vorbildung:
 Mindestvoraussetzung/Aufnahmevoraussetzung: Allgemeine
 Hochschulreife
Vorausgesetzte Berufsausbildung / Zugelassener Personenkreis/ Zielgruppe:
 Zielgruppe: Ärzt(e/innen) mit Approbation
Abweichende Zugangsvoraussetzungen bei Förderung nach AFG:
 Nein
Unterrichtsform:
 Vollzeit in Blockform
Unterrichtstage und zeiten:
 SamstagMittwoch
Beginn / Anmeldetermin(e):
 Beginn: 16.04.94 und auf Anfrage
 Anmeldetermin(e): Laufend
Dauer:
 Dauer bei Weiterbildung in Blockform: 3 mal 1 Woche in 18
 Monaten (120 Unterrichtsstunden)
Technische Ausbildungsmittel:
 Video
Abschluß:
 Genaue Abschlußbezeichnung: Weiterbildung zum homöopatischen
 Arzt, Teil I
Sonstige Informationen / Besonderheiten:
 Auskünfte über die Ausbildungsstätte erteilt auch Frau Dr.
 KrügerWinter
Aufnahmemodalitäten:
 Wartezeit: Keine Angaben
 Kapazität für dieses Bildungsziel: 140
 Zur Zeit freie Kapazität: Keine Angaben
 Freie Plätze zum nächsten Aufnahmetermin: 140
 Aufnahmebeschränkungen/Auswahlverfahren: Nein, Aufnahme
 ausschließlich nach der Reihenfolge des Eingangs der Anmeldung
 Wartelisten: Ja
 Zahl der Bewerber zum letzten Aufnahmetermin: 400
Anschrift/Veranstalter:
 Deutscher Zentralverein homöopathischer Ärzte e.V.,
 Landesverband Bayern, Dr. Ulrich Kolkhorst, 80935 München,
 Lerchenauer Straße 183d, Tel. 0 89/3 54 34 70
 Zuständige(r) Ansprechpartner(in): Frau Dr. KrügerWinter, Tel.
 0 89/48 58 68
```

Anhang B: Fachvermittlungsdienste der Arbeitsämter

Zur Zeit ist eine Auflösung der Fachvermittlungsdienste (FVD) im Gespräch, deswegen sollte man zunächst beim örtlichen Arbeitsamt nachfragen. Die Fachvermittlungsdienste bei den folgenden Arbeitsämtern und die Zentralstelle für Arbeitsvermittlung erschließen den Arbeitsmarkt für besonders qualifizierte Fach- und Führungskräfte im Bundesgebiet.

Zentralstelle für Arbeitsvermittlung (ZAV)
Feuerbachstraße 42-46
60325 Frankfurt/Main
Tel.: 069/7111-0
Fax: 069/7111-555

ZAV-Dependance Berlin
Köpenicker Straße 127-129
12437 Berlin
Tel.: 030/2700-549

Aachen
Roermonder Straße 51
52072 Aachen
Tel.: 0241/897-0
Fax: 0241/897-1589

Augsburg
Wertachstraße 28
86153 Augsburg
Tel.: 0821/31 51-0
Fax: 0821/31 51-499

Berlin
Arbeitsamt IV
Postsdamer Straße 58
10785 Berlin
Tel.: 0 30/25 32-0
Fax: 0 30/25 32-33 33

Arbeitsamt VI
Gotlindestraße 93
10365 Berlin
Tel.: 030/2-5536-0
Fax: 030/2-5536-537

Arbeitsamt VII
Storkower Straße 118
10407 Berlin
Tel.: 030/2-432860-0
Fax: 030/2-43286-268

Arbeitsamt VIII
Murtzaner Ring 68
12681 Berlin
Tel.: 0 30/2-54 02-0
Fax: 0 30/2-54 02-515

Arbeitsamt IX
Rudower Chaussee 16-25
12524 Berlin
Tel.: 0 30/6 38 99-0
Fax: 0 30/6 38 99-5 40

Bielefed
Werner-Bock-Straße 8
33602 Bielefeld
Tel.: 0521/587-0
Fax: 0521/587-1999

Bochum
Universitatsstraße 66
44789 Bochum 1
Tel.: 0234/305-0
Fax: 0234/305-1349

Bonn
Kennedybrücke 6
(Brückenforum)
53225 Bonn
Tel.: 0228/524-0
Fax: 0228/524-1437

Braunschweig
Cyriaksring 10
38118 Braunschweig
Tel.: 0531/207-0
Fax: 0531/207-1850

Bremen
Doventorsteinweg 48-52
28195 Bremen
Tel.: 0421/178-0
Fax: 0421/178-4800

Chemnitz
Brückenstraße 12
09111 Chemnitz
Tel.: 0371/680-0
Fax: 0371/680-5045

Dortmund
Alter Mühlenweg 78
44139 Dortmund
Tel.: 0231/910-0
Fax: 02 31/910-16 20

Dresden
Gerhart-Hauptmann-Straße 1
01219 Dresden
Tel.: 0351/4656-0
Fax: 0351/4855801

Düsseldorf
Immermannstraße 65 D
40210 Düsseldorf
Tel.: 0211/918-0
Fax: 0211/918-16 20

Essen
Berliner Platz 10
45145 Essen
Tel.: 0201/181-0
Fax: 0201/181-4444

Frankfurt
Fischerfeldstraße 10-12
60311 Frankfurt/Main
Tel.: 069/2171-0
Fax: 069/2171-2430

Freiburg
Kaiser-Joseph-Straße 168
79098 Freiburg
Tel.: 0761/2710-0
Fax: 0761/2710-499

Gießen
Nordanlage 60
35390 Gießen
Tel.: 0641/9393-0
Fax: 0641/9393-448

Göttingen
Bahnhofsallee 5
37081 Göttingen
Tel.: 0551/520-0
Fax: 0551/520-550

Hamburg
Norderstraße 103
20097 Hamburg
Tel.: 040/2485-0
Fax: 040/2485-2503

Hannover
Brühlstraße 4
30169 Hannover
Tel.: 0511/919-0
Fax: 0511/919-1702

Jena
Fritz-Ritter-Straße 44
07747 Jena
Tel.: 03641/7879-0
Fax: 03641/7879-888

Kaiserslautern
Augustastraße 6
67655 Kaiserslautern
Tel.: 0631/8405-0
Fax: 0631/8405-535

Karlsruhe
Werderstraße 40
76137 Karlsruhe
Tel.: 0721/9355-0
Fax: 0721/9355-511

Kassel
Grüner Weg 46
34117 Kassel
Tel.: 0561/1000-0
Fax: 0561/1000-580

Kiel
Muhliusstraße 38
24103 Kiel
Tel.: 0431/5116-0
Fax: 0431/5116-42

Leipzig
Große Fleischergasse 12
04109 Leipzig
Tel.: 0341/219-0
Fax: 0341/219-3330

Magdeburg
Walter-Rathenau-Straße 88
39104 Magdeburg
Tel.: 0391/564-0
Fax: 0391/51137

Mainz
Schießgartenstraße 6
55116 Mainz
Tel.: 06131/252-0
Fax: 06131/252-265

München
Kapuzinerstraße 26
80337 München
Tel.: 089/5154-0
Fax: 089/5154-6666

Münster
Wolbecker Straße 45-47
48155 Münster
Tel.: 0251/698-0
Fax: 0251/698-300

Nürnberg
Richard-Wagner-Platz 5
90443 Nürnberg
Tel.: 0911/242-0
Fax: 0911/242-2999

Oldenburg
Bahnhofsplatz 1a
26122 Oldenburg
Tel.: 0441/228-0
Fax: 0441/228-510

Osnabrück
Johannistowall 56
49080 Osnabrück
Tel.: 0541/980-0
Fax: 0541/980-324

Rostock
Kopernikusstraße 39, Block 4
18057 Rostock
Tel.: 0381/4404-0
Fax: 0381/4404-248

Saarbrücken
Stengelstraße 8
66117 Saarbrücken
Tel.: 0681/9955-0
Fax: 0681/9955-101

Stuttgart
Neckarstraße 155
70190 Stuttgant
Tel.: 0711/920-0
Fax: 0711/920-2344

Tübingen
Konrad-Adenauer-Straße 12
72072 Tübingen
Tel.: 07071/705-0
Fax: 07071/705-306

Würzburg
Ludwigkai 3
97072 Würzburg
Tel.: 0931/807-0
Fax: 0931/807-700

Anhang C: Ärztekammern

Bundesärztekammer
Herbert-Lewin-Straße I
50931 Köln
Tel.: 0221/4004-0
Fax: 0221/4004-388

Baden-Württemberg
Jahnstraße 38A
70597 Stuttgart
Tel.: 0711/769890
Fax: 0711/7698950

Bayern
Mühlbaurstraße 16
81677 München
Tel.: 089/4147-1
Fax: 089/4147-280

Brandenburg
Thiernstraße 41
03050 Cottbus
Tel.: 0355/422012
Fax:0355/424010

Berlin
Flottenstraße 28-42
13407 Berlin
Tel.: 030/40806-0
Fax: 030/40806-26

Bremen
Schwachhauser Heerstraße 24
Ärztehaus
28209 Bremen
Tel.: 0421/3404-200
Fax: 0421/3404-209

Hamburg
Humboldtstraße 56
22083 Hamburg
Tel.: 040/22802-0
Fax: 040/2209980

Hessen
Broßstraße 6
60487 Frankfurt/M.
Tel.: 069/97902-0
Fax: 069/97902-128

Mecklenburg-Vorpommern
Humboldtstraße 6
18055 Rostock
Tel.: 0381/492-2265
Fax: 0381/492-5515

Niedersachsen
Berliner Allee 20
30175 Hannover
Tel.: 0511/38002
Fax: 0511/3802240

Nordrhein
Tersteegenstraße 31
Ärztehaus Nordrhein
40474 Düsseldorf
Tel.: 0211/4302-0
Fax: 0211/4302-200 u. 244

Rheinland-Pfalz
Deutschhausplatz 3
55116 Mainz
Tel.: 06131/28822-0
Fax: 06131/28822-88

Saarland
Faktoreistraße 4
66111 Saarbrücken
Tel.: 0681/4003-0
Fax: 0681/4003-340

Sachsen
Pohlandstraße 19
01309 Dresden
Tel.: 0351/33681-0
Fax: 0351/33681-45

Sachsen-Anhalt
Zollstraße 12
39114 Magdeburg
Tel.: 0391/5610684
Fax: 0391/5982200

Schleswig-Holstein
Bismarckallee 8-12
23795 Bad Segeberg
Tel.: 04551/803-0
Fax: 04551/803-180

Thüringen
Stoystraße 2
07743 Jena
Tel. 03641/25541 o. 56590
Fax: 03641/25321

Westfalen-Lippe
Kaiser-Wilhelm-Ring 4-6
Ärztehaus
48145 Münster
Tel.: 0251/3750-0
Fax: 0251/3750-399

Anhang D: Kassenärztliche Vereinigungen

**Kassenärztliche
Bundesvereinigung**
Herbert-Lewin-Straße 3
50931 Köln
Tel.: 0221/4005-0

Bayern
Mühlbaurstraße 16
81677 München
Tel.: 089/4147-1

Brandenburg
Gregor-Mendel-Allee 10
14469 Potsdam
Tel.: 0331/3794-0

Berlin
Bismarckstraße 95-96
10625 Berlin
Tel.: 030/31003-0
Fax: 030/31003-210

Bremen
Schwachhauser Heerstraße 26-28
28209 Bremen
Tel.: 0421/3404-0
Fax: 0421/3491835

Hamburg
Humboldtstraße 56
22083 Hamburg
Tel.: 040/22802-0

Hessen
Georg-Voigt-Straße 15
60325 Frankfurt/Main
Tel.: 069/79502-0

Koblenz
Emil-Schüller-Straße 14-16
56073 Koblenz
Tel.: 0261/39002-0
Fax: 0261/39002-23

Mecklenburg-Vorpommerm
Gr. Dreesch III
Mendelejewstraße 25
19063 Schwerin
Tel.:0385/377016

Niedersachsen
Berliner Allee 22
30175 Hannover
Tel.: 0511/380-03

Nordbaden
Ärztehaus
Kesslerstraße 1
76185 Karlsruhe
Tel.: 0721/5961-0

Nordrhein
Emanuel-Leutze-Straße 8
40547 Düsseldorf
Tel.: 0211/5970-0
Fax: 0211/5970-287

Nord-Württemberg
Albstadtweg 11
70567 Stuttgart
Tel.: 0711/7875-0

Pfalz
Maximilianstraße 22
67433 Neustadt/Weinstr
Tel.: 06321/893-0
Fax: 06321/893-119

Rheinhessen
Hindenburgstraße 32
55118 Mainz
Tel.: 06131/9964-0

Saarland
Faktoreistraße 4
66111 Saarbrücken
Tel.: 0681/4003-0
Fax: 0681/4003-350

Sachsen
Fetscherstraße 72
01307 Dresden
Tel.: 0351/4478938

Sachsen-Anhalt
Gellertstraße 5
39108 Magdeburg
Tel.: 0391/32323

Schleswig-Holstein
Bismarckallee 1-3
23795 Bad Segeberg
Tel.: 04551/8883-0

Südbaden
Sundgauallee 27
79114 Freiburg
Tel.: 0761/884-0
Fax: 0761/884-107

Süd-Württemberg
Wächterstraße 76
72074 Tübingen
Tel.: 07071/208-0
Fax: 07071/208-123

Thüringen
Bauhausstraße 11
99423 Weimar
Tel. 03643/559-0

Trier
Ärztehaus
Balduinstraße 10-14
54290 Trier
Tel.: 0651/4603-0

Westfalen-Lippe
Robert-Schimrigk-Straße 4-6
44141 Dortmund
Tel.: 0231/0432-0

Anhang E: Hartmannbund

Bundesverband

Hartmannbund
Godesberger Allee 54
53175 Bonn
Tel.: 0228/ 8104-0

Landesverbände

Baden-Württemberg
Möhringer Landstraße 36
70563 Stuttgart
Tel.: 0711/731024

Bayern
Arabellastraße 29
81925 München
Tel.: 089/919754

Berlin
Eichkampstraße106
14055 Berlin
Tel.: 030/3025743

Brandenburg
Elke Köhler
Erlenbusch 1
14913 Jüterborg
Tel.: 03372/2380

Bremen
Schwachhauser Heerstraße 26/28
28209 Bremen
Tel.: 0421/3404180

Hamburg
Humboldtstraße 58
22083 Hamburg
Tel.: 040/22802306

Hessen
Hamburger Allee 12
60486 Frankfurt am Main
Tel.: 069/701098

Mecklenburg-Vorpommern
Dr. Dierk von Appen
Obotritenring 127
19053 Schwerin
Tel.: 0385/710535

Niedersachsen
Berliner Allee 20
30175 Hannover
Tel.: 0511/344900

Nordrhein
Godesberger Allee 54
53175 Bonn
Tel.: 0228/8104138

Rheinland-Pfalz
Wallstraße 11
55122 Mainz
Tel.: 06131/387500

Saarland
Dr. W. Schönwald
Böckingstraße 11
66763 Dillingen
Tel.: 06831/707001

Sachsen/Sachsen-Anhalt
Eisenacherstraße 82
04155 Leipzig
Tel.: 0341/5647424

Schleswig-Holstein
Forstweg 12
24105 Kiel
Tel.: 0431/566168

Thüringen
Carl-August-Allee 14
99423 Weimar
Tel. 03643/2425

Westfalen-Lippe
Westfalendamm 81
44141 Dortmund
Tel.: 0231/433797

Friedrich-Thieding-Stiftung
des Hartmannbundes
Postfach 26012
53153 Bonn

Anhang F: Marburger Bund

Bundesverband
Riehlerstraße 6
50668 Köln
Tel.: 0221/733173

Landesverbände

Baden/Württemberg
Stuttgarter Straße72
73230 Kirchheim
Tel.: 07021/92390
Fax: 07021/923923

Bayern
Bavariaring 42
80336 München
Tel.: 089/7253056-59

Berlin/Brandenburg
Schloßstraße 28
12163 Berlin
Tel.: 030/7920025

Bremen
Schwachhauser Heerstraße24
28209 Bremen
Tel.: 0421/3404280

Hamburg
Humboldtstraße 58
22083 Hamburg
Tel.: 040/2298003

Hessen
Praunheimer Landstraße 32
60488 Frankfurt/Main
Tel.: 069/7682076

Mecklenburg/Vorpommern
Paulstraße 48
18055 Rostock
Tel.: 0381/22398

Niedersachsen
Berliner Allee 20
30175 Hannover
Tel.: 0511/3490-203 oder -204

**Nordrhein-Westfalen/
Rheinland-Pfalz**
Wörthstraße 20
50668 Köln
Tel.: 0221/720373

Saarland
Talstraße 44
66119 Saarbrücken
Tel.: 0681/581100

Sachsen
Hohe Straße 54
01187 Dresden
Tel.: 0351/4711910

Sachsen-Anhalt
Burgstraße 38
06114 Halle/Saale
Tel.: 0345/871181

Thüringen
Nonnenrain 63
99099 Erfurt
Tel.: 0361/6430898

Schleswig-Holstein
Bismarckallee 8-12
 23795 Bad/Segeberg,
Tel.: 04551/82532

Anhang G: Weiterbildungsordnung

Die im Anschluß folgende Kurzfassung der Musterweiterbildungsordnung des deutschen Ärztetages von 1992 soll die wesentliche Punkte wie Definition, Zeitaufwand und Inhalte aufzeigen. Da die Weiterbildung jedoch Ländersache ist, bestimmen die Landesärztekammern die endgültigen Weiterbildungsordnungen, die sich jedoch weitgehend an diesem Vorschlag orientieren.
Wichtig ist, sich schon frühzeitig bei der Landesärztekammer nach der Dauer der Weiterbildungsermächtigung des Chefarzts zu erkundigen, da nicht alle die volle Weiterbildungsermächtigung haben und somit unangenehme Überraschungen drohen können.

§ 1 Ziel und Struktur der Weiterbildung

(1) Ziel der Weiterbildung ist der geregelte Erwerb eingehender Kenntnisse, Erfahrungen und Fertigkeiten für definierte ärztliche Tätigkeiten nach Abschluß der Berufsausbildung. Sie erfolgt im Rahmen mehrjähriger Berufstätigkeit unter Anleitung zur Weiterbildung befugter Ärzte. Die Weiterbildung wird grundsätzlich mit einer Prüfung abgeschlossen. Ziel der Weiterbildung ist auch die Sicherung der Qualität ärztlicher Berufsausübung. Weiterbildungszeiten und Weiterbildungsinhalte sind Mindestzeiten und Mindestinhalte.

(2) Die Weiterbildung erfolgt nach Maßgabe dieser Weiterbildungsordnung zur Qualifizierung in

1. Gebieten
2. bestimmten Untersuchungs- und Behandlungsmethoden in Gebieten (Fachkunde)
3. fakultativer Weiterbildung in Gebieten
4. Schwerpunkten
5. Bereichen

(3) Durch den erfolgreichen Abschluß der Weiterbildung in

- Gebieten (Abs. 2 Nr. 1)
- Schwerpunkten (Abs. 2 Nr. 4)
- Bereichen (Abs. 2 Nr. 5)

werden eingehende Kenntnisse, Erfahrungen und Fertigkeiten oder besondere Kenntnisse und Erfahrungen nachgewiesen, welche zur Ankündigung einer speziellen ärztlichen Tätigkeit durch Führen einer - Facharztbezeichnung - zur Facharztbezeichnung zusätzlichen Schwerpunktbezeichnung - Zusatzbezeichnung nach Maßgabe dieser Weiterbildungsordnung berechtigen.

(4) Durch den erfolgreichen Abschluß der fakultativen Weiterbildung im Gebiet oder der Weiterbildung in bestimmten Untersu-

chungs- und Behandlungsmethoden im Gebiet (Erwerb von Fachkunde) werden spezielle Kenntnisse, Erfahrungen und Fertigkeiten oder eingehende Kenntnisse und Erfahrungen und Fertigkeiten nachgewiesen, über die der Arzt eine Bescheinigung erhält, welche nicht zur Ankündigung einer speziellen ärztlichen Tätigkeit durch Führen einer Bezeichnung berechtigt.

(5) Die Bezeichnung Arzt, Arztbezeichnungen sowie die Bezeichnung Weiterbilder und befugter Arzt finden bei Ärztinnen in der jeweils zutreffenden Form Anwendung.

§ 2 Gebiete, Schwerpunkte und Bereiche

(1) Der Arzt kann sich in folgenden Gebieten und Schwerpunkten zur Erlangung des Rechts zum Führen einer Facharztbezeichnung oder Schwerpunktbezeichnung weiterbilden:

1. Allgemeinmedizin
2. Anästhesiologie
3. Anatomie
4. Arbeitsmedizin
5. Augenheilkunde
6. Biochemie
7. Chirurgie: Schwerpunkte: Gefäßchirurgie, Thoraxchirurgie, Unfallchirurgie, Viszeralchirurgie.
8. Diagnostische Radiologie: Schwerpunkte: Kinderradiologie, Neuroradiologie.
9. Frauenheilkunde und Geburtshilfe
10. Hals-Nasen-Ohrenheilkunde
11. Haut- und Geschlechtskrankheiten
12. Herzchirurgie:Schwerpunkte: Thoraxchirurgie.
13. Humangenetik
14. Hygiene und Umweltmedizin
15. Innere Medizin: Schwerpunkte: Angiologie, Endokrinologie, Gastroenterologie, Hämatologie und Internistische Onkologie, Kardiologie, Nephrologie, Pneumologie, Rheumatologie.
16. Kinderchirurgie
17. Kinderheilkunde: Schwerpunkte: Kinderkardiologie, Neonatologie.

18. Kinder- und Jugendpsychiatrie und-psychotherapie
19. Klinische Pharmakologie
20. Laboratoriumsmedizin
21. Mikrobiologie und Infektionsepidemiologie
22. Mund-Kiefer-Gesichtschirurgie
23. Nervenheilkunde
24. Neurochirurgie
25. Neurologie
26. Neuropathologie
27. Nuklearmedizin
28. Öffentliches Gesundheitswesen
29. Orthopädie: Schwerpunkt: Rheumatologie.
30. Pathologie
31. Pharmakologie und Toxikologie
32. Phoniatrie und Pädaudiologie
33. Physikalische und Rehabilitative Medizin
34. Physiologie
35. Plastische Chirurgie
36. Psychiatrie und Psychotherapie
37. Psychotherapeutische Medizin
38. Rechtsmedizin
39. Strahlentherapie
40. Transfusionsmedizin
41. Urologie

(2) In folgenden Bereichen kann sich der Arzt zur Erlangung des Rechts zum Führen einer Zusatzbezeichnung weiterbilden:

1. Allergologie
2. Balneologie und Medizinische Klimatologie
3. Betriebsmedizin
4. Bluttransfusionswesen
5. Chirotherapie
6. Flugmedizin
7. Handchirurgie
8. Homöopathie
9. Medizinische Genetik
10. Medizinische Informatik
11. Naturheilverfahren
12. Phlebologie
13. Physikalische Therapie
14. Plastische Operationen
15. Psychoanalyse
16. Psychotherapie

17. Rehabilitationswesen
18. Sozialmedizin
19. Sportmedizin
20. Stimm- und Sprachstörungen
21. Tropenmedizin
22. Umweltmedizin

§ 3 Fakultative Weiterbildung im Gebiet und Weiterbildung in bestimmten Untersuchungs- und Behandlungsmethoden im Gebiet (Fachkunde)

(1) In folgenden Gebieten kann der Arzt über die obligatorischen Inhalte nach Maßgabe dieser Weiterbildungsordnung hinaus für die näher bezeichneten gebietsergänzenden Tätigkeiten spezielle Kenntnisse, Erfahrungen und Fertigkeiten erwerben (Fakultative Weiterbildung) und darüber eine Bescheinigung erhalten:

- Gebiet 1: Allgemeinmedizin
Fakultative Weiterbildung: 1. Klinische Geriatrie
- Gebiet 2: Anästhesiologie
Fakultative Weiterbildung: 1. Spezielle Anästhesiologische Intensivmedizin
- Gebiet 7: Chirurgie
Fakultative Weiterbildung 1. Spezielle Chirurgische Intensivmedizin
- Gebiet 9: Frauenheilkunde und Geburtshilfe
Fakultative Weiterbildung 1. Gynäkologische Endokrinologie und Reproduktionsmedizin; 3. Spezielle Operative Gynäkologie 2. Spezielle Geburtshilfe und Perinatalmedizin;
- Gebiet 10: Hals-Nasen-Ohrenheilkunde
Fakultative Weiterbildung 1. Spezielle Hals-Nasen-Ohren-Chirurgie
- Gebiet 12: Herzchirurgie
Fakultative Weiterbildung 1. Spezielle Herzchirurgische Intensivmedizin
- Gebiet 15: Innere Medizin
Fakultative Weiterbildung 1. Klinische Geriatrie 2. Spezielle Internistische Intensivmedizin
- Gebiet 16: Kinderchirurgie
Fakultative Weiterbildung 1. Spezielle Kinderchirurgische Intensivmedizin
- Gebiet 17: Kinderheilkunde
Fakultative Weiterbildung 1. Spezielle Pädiatrische Intensivmedizin
- Gebiet 23: Nervenheilkunde
Fakultative Weiterbildung 1. Klinische Geriatrie
- Gebiet 24: Neurochirurgie

Fakultative Weiterbildung 1. Spezielle
Neurochirurgische Intensivmedizin
- Gebiet 25: Neurologie
Fakultative Weiterbildung 1. Klinische
Geriatrie; 2. Spezielle Neurologische
Intensivmedizin
- Gebiet 29: Orthopädie
Fakultative Weiterbildung 1. Spezielle
Orthopädische Chirurgie
- Gebiet 30: Pathologie
Fakultative Weiterbildung 1. Molekularpa-
thologie
- Gebiet 35: Plastische Chirurgie
Fakultative Weiterbildung 1. Spezielle
Plastisch-Chirurgische Intensivmedizin
- Gebiet 36: Psychiatrie und Psychoth-
erapie
Fakultative Weiterbildung: 1. Klinische
Geriatrie
- Gebiet 41: Urologie
Fakultative Weiterbildung 1. Spezielle
Urologische Chirurgie

(2) Für bestimmte Untersuchungs- und
Behandlungsmethoden in den jeweiligen
Fachgebieten, deren Anwendung den
Erwerb und Nachweis eingehender Kenntnisse und Erfahrungen und Fertigkeiten
sowie besondere Anforderungen der Qualitätssicherung voraussetzt, können Fachkundenachweise eingeführt werden, welche
nach dem erfolgreichen Abschluß der dafür
vorgeschriebenen Weiterbildung erteilt
werden. Fachkundenachweise werden durch
Beschluß der Ärztekammer als Bestandteil
dieser Weiterbildungsordnung eingeführt,
wenn dies im Hinblick auf die wissenschaftliche Entwicklung und eine ange-
messene Versorgung der Bevölkerung
sowie zur Sicherung der Qualität in
ärztlicher Diagnostik und Therapie erforderlich ist. Fachkundenachweise sollen eingeführt werden, wenn die Bundesärztekammer entsprechende Empfehlungen abgege-
ben hat. Hierbei sind jeweils Inhalt und
Umfang der Weiterbildung zu bestimmen
sowie festzulegen, ob die Weiterbildung
abweichend von § 4 Absatz 6 Satz 1 und
Absatz 9 durchgeführt werden kann. Für
eingeführte Fachkundenachweise gelten

im übrigen die besonderen Bestimmungen
dieser Weiterbildungsordnung, insbesondere für die Durchführung der Weiterbildung,
die Befugnis der weiterbildenden Ärzte, die
Anerkennung und die Prüfung.

**§ 4 Art, Inhalt, Dauer und zeit-
licher Ablauf der Weiterbildung**
(1) Mit der Weiterbildung kann erst nach
der Approbation als Arzt oder - bei abgeschlossener Berufsausbildung - nach der
Erteilung der Erlaubnis zur Ausübung des
ärztlichen Berufes begonnen werden; der
Beginn der Weiterbildung zum Mund-
Kiefer-Gesichtschirurgen setzt auch die
Approbation als Zahnarzt oder die Erlaubnis zur Ausübung des zahnärztlichen
Berufes voraus.
(2) Hat ein Arzt im Praktikum Tätigkeiten nachgewiesen, die den Anforderungen
dieser Weiterbildungsordnung genügen, so
sind diese Tätigkeiten im Sinne einer
Verkürzung der Mindestweiterbildungszeit
auf die Weiterbildung anzurechnen.
(3) Die Weiterbildung muß gründlich und
umfassend sein. Sie umfaßt insbesondere
die Vertiefung der Kenntnisse, Erfahrungen und Fertigkeiten in der Verhütung,
Erkennung und Behandlung von Krankheiten, Körperschäden und Leiden einschließlich der Wechselbeziehungen zwischen
Mensch und Umwelt, die Begutachtung,
die notwendigen Maßnahmen der Rehabilitation und die Maßnahmen zur Qualitätssicherung. Zur Qualitätssicherung gehört
eine regelmäßige Teilnahme an den De-
monstrationen klinischer Obduktionen.
(4) Dauer und Inhalt der Weiterbildung
richten sich nach den Bestimmungen der
Abschnitte I und II der Weiterbildungsordnung. Die dort angegebenen Weiterbildungszeiten und Weiterbildungsinhalte
sind Mindestzeiten und Mindestinhalte.
Weiterbildungs- oder Tätigkeitsabschnitte
unter sechs Monaten können nur dann auf
die Weiterbildungszeit angerechnet werden, wenn dies in den Abschnitten I und II
der Weiterbildungsordnung vorgesehen ist.
Eine Unterbrechung der Weiterbildung
infolge Krankheit, Schwangerschaft,

Sonderbeurlaubung, Wehrdienst usw. kann grundsätzlich nicht auf die Weiterbildungszeit angerechnet werden. Dies gilt nicht für Unterbrechungen von insgesamt nicht mehr als 6 Wochen im Kalenderjahr. Inhalt, Umfang und Weiterbildungszeiten der Gebiete, Schwerpunkte, Bereiche, der fakultativen Weiterbildung im Gebiet und der Weiterbildung in bestimmten Untersuchungs- und Behandlungsmethoden sind in den Abschnitten I und II der Weiterbildungsordnung festgelegt.

(5) Die Weiterbildung hat sich auf die Vermittlung und den Erwerb von Kenntnissen, Erahrungen und Fertigkeiten in den für das jeweilige Weiterbildungsziel in den Abschnitten I und II der Weiterbildungsordnung festgelegten Tätigkeitsbereichen und in dem dort festgelegten Umfang zu erstrecken.

(6) Die Weiterbildung in den Gebieten und Schwerpunkten sowie in der fakultativen Weiterbildung im Gebiet ist grundsätzlich ganztägig und in hauptberuflicher Stellung durchzuführen. Dies gilt auch für eine Weiterbildung in Bereichen, soweit in der Weiterbildungsordnung nichts anderes bestimmt ist. Wenn eine ganztägige Weiterbildung nicht möglich ist, kann die Weiterbildung in Teilzeit, aber mit mindestens der halben regelmäßigen Arbeitszeit erfolgen, sofern nicht für bestimmte Weiterbildungsabschnitte eine ganztägige Weiterbildung vorgesehen ist. Eine Teilzeitweiterbildung kann nur dann anteilig angerechnet werden, wenn sie vorher der zuständigen Ärztekammer angezeigt und von dieser als anrechnungsfihig bestätigt worden ist. Eine Teilzeitweiterbildung kann während des selben Zeitraums nur in einem Gebiet oder Schwerpunkt oder im Rahmen einer fakultativen Weiterbildung oder in einem Bereich abgeleistet werden.

(7) Anrechnungsfähige Zeiten für ein Gebiet sollen in der Regel am Anfang der Weiterbildungszeit abgeleistet werden. Die Weiterbildung in einem Schwerpunkt soll auf der Weiterbildung im zugehörigen Gebiet aufbauen; sie kann nach Maßgabe des Abschnittes I der Weiterbildungsordnung teil-weise während der Weiterbildung in dem Gebiet durchgeführt werden, dem der Schwerpunkt zugehört. Dasselbe gilt für eine fakultative Weiterbildung im Gebiet. Die Weiterbildung zum Erwerb einer Fachkundebescheinigung kann während der Weiterbildung zum Facharzt erfolgen.

(8) Innerhalb der vorgeschriebenen Weiterbildungszeit für ein Gebiet soll grundsätzlich mindestens 1 Jahr unter Leitung von Ärzten abgeleistet werden, die im vollen Umfang zur Weiterbildung befugt sind.

(9) Für die Weiterbildung zum Erwerb eines Fachkundenachweises gilt Absatz 6 entsprechend. Der Fachkundenachweis kann auch im Rahmen berufsbegleitender Weiterbildung erworben werden, es sei denn, in Abschnitt I der Weiterbildungsordnung ist etwas anderes bestimmt.

(10) Sofern in den Abschnitten I und II der Weiterbildungsordnung die Ableistung von Kursen vorgeschrieben wird, ist eine vorherige Anerkennung des jeweiligen Kurses und dessen Leiters durch die für den Ort der Veranstaltung oder der Leiter des jeweiligen Kurses zuständige Ärztekammer erforderlich.

§ 5 Qualifikationsinhalt der Weiterbildung

(1) Die Urkunde über den Erwerb einer Facharztbezeichnung bescheinigt die eingehenden Kenntnisse, Erfahrungen und Fertigkeiten, die Inhalt der Weiterbildung im Gebiet sind.

(2) Typische diagnostische und therapeutische Verfahren der Schwerpunkte eines Gebietes, welche nicht Gegenstand des Erwerbs eingehender Kenntnisse, Erfahrungen und Fertigkeiten im Gebiet sind, werden in Richtlinien (§15 Absatz 2) zu Abschnitt I der Weiterbildungsordnung festgelegt.

(3) Für ärztliche Tätigkeiten, welche nur Inhalt einer Weiterbildung im Schwerpunkt oder einer fakultativen Weiterbildung im Gebiet sind, sind besondere Kenntnisse und Erfahrungen oder spezielle

Kenntnisse, Erfahrungen und Fertigkeiten nur nachgewiesen, wenn der Arzt die Weiterbildung im Schwerpunkt oder die fakultative Weiterbildung im Gebiet erfolgreich abgeschlossen hat.

(4) Eingehende Kenntnisse und Erfahrungen und Fertigkeiten in besonderen Untersuchungs- und Behandlungsmethoden, für welche ein Fachkundenachweis erteilt wird, sind nur nachgewiesen, wenn der Arzt diesen Fachkundenachweis erworben hat.

(5) Soweit für die Weiterbildung im Gebiet neben dem Erwerb eingehender Kenntnisse, Erfahrungen und Fertigkeiten auch der Erwerb anderer Kenntnisse vorgeschrieben ist, welche die Fähigkeit zur Zusammenarbeit mit Ärzten anderer Gebiete vertiefen sollen, bescheinigt die Facharztanerkennung für das Gebiet nicht den Nachweis der Befähigung zur Ausübung ärztlicher Tätigkeiten im Gegenstandsbereich sonstiger Kenntnisse.

§ 6 Facharztbezeichnungen

(1) Für die in § 2 genannten Gebiete werden die jeweils entsprechenden Facharztbezeichnungen festgelegt.

(2) Die Bezeichnung Radiologe darf führen, wer die Anerkennung als Facharzt für Diagnostische Radiologie und die Anerkennung als Facharzt für Strahlentherapie erworben hat.

§ 7 Führen mehrerer Facharztbezeichnungen

(1) Hat ein Arzt die Anerkennung zum Führen von Facharztbezeichnungen für mehrere Gebiete erhalten, darf er in der Regel nur eine Facharztbezeichnung führen. Auf Antrag kann ihm die Ärztekammer das Führen einer weiteren Bezeichnung gestatten.

(2) Schwerpunktbezeichnungen nach § 2 Abs. 1 dürfen nur zusammen mit der Bezeichnung des Gebietes geführt werden, dem die Schwerpunkte zugehören. Für ein Gebiet dürfen in der Regel nicht mehr als zwei Schwerpunktbezeichnungen nebeneinander geführt werden. Führt ein Arzt zwei Gebietsbezeichnungen, darf er daneben für jedes dieser Gebiete nur eine Schwerpunktbezeichnung führen.

(3) Zusatzbezeichnungen nach § 2 Abs. 2 dürfen nur zusammen mit der Berufsbezeichnung "Arzt" oder einer Gebietsbezeichnung geführt werden. Neben einer Gebietsbezeichnung darf eine Zusatzbezeichnung jedoch nur geführt werden, wenn der betreffende Bereich in das Gebiet fällt, dessen Bezeichnung der Arzt führt.

§ 8 Befugnis zur Weiterbildung

(1) Die Weiterbildung in den Gebieten und Schwerpunkten sowie im Rahmen der fakultativen Weiterbildung wird unter verantwortlicher Leitung der von der Ärztekammer befugten Ärzte in einem Universitätszentrum, einer Universitätsklinik oder in einer hierzu von den zuständigen Behörden oder Stellen zugelassenen Einrichtung der ärztlichen Versorgung (Weiterbildungsstätten) durchgeführt. Das Erfordernis einer Befugnis gilt auch für eine Weiterbildung in Bereichen sowie für eine Weiterbildung zum Erwerb einer Fachkunde, soweit in den Abschnitten I und II der Weiterbildungsordnung nichts anderes bestimmt ist.

(2) Die Befugnis zur Weiterbildung kann nur erteilt werden, wenn der Arzt fachlich und persönlich geeignet ist. Der Arzt, der für ein Gebiet, einen Schwerpunkt oder einen Bereich zur Weiterbildung befugt wird, muß in seinem Gebiet, Schwerpunkt oder Bereich umfassende Kenntnisse, Erfahrungen und Fertigkeiten besitzen, die ihn befähigen, eine gründliche Weiterbildung zu vermitteln. Er soll diese Kenntnisse, Erfahrungen und Fertigkeiten in mehrjähriger Tätigkeit nach Abschluß der Weiterbildung in verantwortlicher Stellung erworben haben. Die Befugnis kann - von den Fällen des Abs. 3 abgesehen - nur für das Gebiet oder den Schwerpunkt oder den Bereich erteilt werden, dessen Bezeichnung der Arzt führt. Sie kann grundsätzlich nur für ein Gebiet und einen zugehörigen Schwerpunkt erteilt werden.

(3) In geeigneten Fällen können auch Fachärzte, die nicht die Gebietsbezeichnung "Allgemeinmedizin" führen, in ihrem Gebiet zur Weiterbildung mit der Maßgabe befugt werden, daß der Weiterbildungsabschnitt nur zur Anrechnung für das Gebiet "Allgemeinmedizin" anerkannt werden darf.

(4) Absatz 2 Sätze 1 bis 3 gelten entsprechend für die Befugnis von Ärzten zur fakultativen Weiterbildung im Gebiet und für die Befugnis zum Erwerb einer Fachkunde im Gebiet.

(5) Der befugte Arzt ist verpflichtet, die Weiterbildung persönlich zu leiten sowie zeitlich und inhaltlich entsprechend dieser Weiterbildungsordnung zu gestalten. Wird die Befugnis mehreren Ärzten an einer Weiterbildungsstätte gemeinsam erteilt, so muß die ordnungsgemäße Durchführung und Überwachung der Weiterbildung durch die befugten Ärzte sichergestellt sein.

(6) Für den Umfang der Weiterbildungsbefugnis ist maßgebend, inwieweit die an Inhalt, Ablauf und Zielsetzung der Weiterbildung gestellten Anforderungen durch den befugten Arzt unter Berücksichtigung des Versorgungsauftrages (Anzahl sowie Erkrankungs- und Verletzungsarten der Patienten) sowie der personellen und materiellen Ausstattung der Weiterbildungsstätte erfüllt werden können. Zur Entscheidung darüber erläßt die Ärztekammer allgemeine Verwaltungsvorschriften, welche die für den Befugnisinhalt und-umfang im jeweiligen Gebiet und Schwerpunkt, der fakultativen Weiterbildung im Gebiet und zur Vermittlung der Fachkunde im einzelnen notwendigen Bedingungen zur ordnungsgemäßen Weiterbildung bestimmen können. Die Ärztekammer berücksichtigt hierbei entsprechende Empfehlungen der Bundesärztekammer. Der befugte Arzt hat Veränderungen in Struktur und Größe der Weiterbildungsstätte unverzüglich der Ärztekammer anzuzeigen. Auf Verlangen sind dieser entsprechende Auskünfte zu erteilen.

(7) Die Weiterbildung kann in den in den Abschnitten I und II der Weiterbildungsordnung bestimmten Fällen und in dem dort festgelegten Umfang auch bei einem befugten niedergelassenen Arzt erfolgen. Für die Zulassung von Praxen niedergelassener Ärzte als Weiterbildungsstätte gilt § 9.

(8) Die Befugnis wird dem Arzt auf Antrag erteilt. Der antragstellende Arzt hat das Gebiet, den Schwerpunkt, den Bereich, die fakultative Weiterbildung im Gebiet oder die Fachkunde sowie die Weiterbildungszeit, für die er die Befugnis beantragt, näher zu bezeichnen. Die Ärztekammer führt ein Verzeichnis der befugten Ärzte, aus dem die Weiterbildungsstätte, das Gebiet, der Schwerpunkt, der Bereich, die fakultative Weiterbildung im Gebiet oder die Fachkunde in denen Arzte zur Weiterbildung befugt sind, sowie der Umfang der Befugnis hervorgehen.

(9) Die Ärztekammer kann die Befugnis mit den für eine ordnungsgemäße Weiterbildung erforderlichen Auflagen erteilen.

§ 9 Zulassung von Praxen niedergelassener Ärzte oder sonstiger Einrichtungen der ärztlichen Versorgung als Weiterbildungsstätte

(1) Die Zulassung von Praxen niedergelassener Ärzte als Weiterbildungsstätte erfolgt durch die Ärztekammer mit der Befugnis nach Maßgabe des § 8. Die Zulassung setzt voraus, daß Patienten in so ausreichender Zahl und Art behandelt werden, daß es möglich ist, den weiterubildenden Arzt mit den typischen Krankheiten im angestrebten Gebiet, während der fakultativen Weiterbildung, im Schwerpunkt oder Bereich oder bei der Weiterbildung für den Erwerb einer Fachkunde vertraut zu machen. § 8 Abs. 6 gilt entsprechend.

(2) In geeigneten Fällen ist bei Fachärzten, welche nicht die Gebietsbezeichnung "Allgemeinmedizin" führen, die Zulassung als Weiterbildungsstätte und die Befugnis zur Weiterbildung dahingehend

festzulegen, daß eine bei ihnen erfolgte Weiterbildung nur zur Anrechnung für eine Weiterbildung im Gebiet "Allgemeinmedizin" anerkannt werden darf.

(3) Absätze 1 und 2 gelten entsprechend für ärztlich geleitete Einrichtungen der ärztlichen Versorgung mit der Maßgabe, daß unter diesen Voraussetzungen mindestens einer der leitenden oder verantwortlichen Ärzte zur Weiterbildung befugt werden kann.

§ 10 Widerruf der Befugnis

(1) Die Befugnis zur Weiterbildung ist ganz oder teilweise zu widerrufen, wenn oder soweit ihre Voraussetzungen nicht mehr gegeben sind, insbesondere wenn 1. ein Verhalten vorliegt, das die fachliche und/ oder persönliche Eignung des Arztes als Weiterbilder ausschließt.
2. Tatsachen vorliegen, aus denen sich ergibt, daß die in den Abschnitten I und II der Weiterbildungsordnung an den Inhalt der Weiterbildung im Gebiet, Schwerpunkt oder Bereich oder für die fakultative Weiterbildung oder für eine Weiterbildung zum Erwerb einer Fachkunde gestellten Anforderungen nicht oder nicht mehr erfüllt werden können.

(2) Mit der Beendigung der Tätigkeit eines befugten Arztes an der Weiterbildungsstätte, der Auflösung der Weiterbildungsstätte oder des Widerrufs der Zulassung als Weiterbildungsstätte erlischt die Befugnis zur Weiterbildung.

§ 11 Erteilung von Zeugnissen über die Weiterbildung

(1) Der befugte Arzt hat dem in Weiterbildung befindlichen Arzt oder dem Arzt im Praktikum über die unter seiner Verantwortung abgeleistete Weiterbildungszeit ein Zeugnis auszustellen, das die erworbenen Kenntnisse, Erfahrungen und Fertigkeiten darlegt und zur Frage der fachlichen Eignung ausführlich Stellung nimmt. Das Zeugnis muß im einzelnen Angaben enthalten über: 1. die Dauer der abgeleisteten Weiterbildungszeit, sowie Unterbrechungen der Weiterbildung durch Krank-

heit, Schwangerschaft, Sonderbeurlaubung, Wehrdienst usw. 2. die in dieser Weiterbildungszeit im einzelnen vermittelten und erworbenen Kenntnisse, Erfahrungen und Fertigkeiten, die erbrachten ärztlichen Leistungen in Diagnostik und Therapie sowie die sonstigen vermittelten Kenntnisse.

(2) Auf Antrag des in der Weiterbildung befindlichen Arztes oder auf Anforderung durch die Ärztekammer ist nach Ablauf je eines Weiterbildungsjahres ein Zeugnis auszustellen, das den Anforderungen des Absatzes 1 entspricht.

§ 12 Anerkennung von Arztbezeichnungen

(1) Eine Gebiets-, Schwerpunktoder Zusatzbezeichnung nach § 2 darf führen, wer nach abgeschlossener Weiterbildung die Anerkennung durch die Ärztekammer erhalten hat. Dem Antrag auf Anerkennung sind alle während der Weiterbildung ausgestellten Zeugnisse und Nachweise beizufügen.

(2) Die Entscheidung über die Anerkennung einer Gebiets- oder Schwerpunktbezeichnung trifft die Ärztekammer aufgrund der vorgelegten Zeugnisse und einer sie ergänzenden Prüfung vor dem Prüfungsausschuß (§ 14); zur Prüfung wird der Antragsteller gemäß § 15 zugelassen.

(3) Die Anerkennung einer in § 2 Abs. 2 festgelegten Zusatzbezeichnung erfolgt grundsätzlich ohne Prüfung aufgrund der vorgelegten Zeugnisse und Nachweise, soweit in Abschnitt II nichts anderes bestimmt ist. Sofern die vorgelegten Zeugnisse und Nachweise für eine sichere Beurteilung nicht ausreichen oder wenn Zweifel an der Eignung des Antragstellers bestehen, ist eine Prüfung durchzuführen.

§ 13 Bescheinigung über die fakultative Weiterbildung und Weiterbildung zum Erwerb einer Fachkunde

Eine Bescheinigung über den erfolgreichen Abschluß der fakultativen Weiterbildung im Gebiet oder der Weiterbildung zum Erwerb der Fachkunde für bestimmte Untersuchungsund Behandlungsmethoden im Gebiet erhält der Arzt auf Antrag durch die Ärztekammer. Für die Entscheidung zur Anerkennung der fakultativen Weiterbildung gilt § 12 Abs. 2 entsprechend; die Entscheidung über die Anerkennung des Erwerbs der Fachkunde erfolgt in entsprechender Anwendung des § 12 Abs. 3.

§ 14 Prüfungsausschuß und Widerspruchsausschuß

(1) Die Ärztekammer bildet zur Durchführung der Prüfung einen Prüfungsausschuß. Bei Bedarf sind mehrere Prüfungsausschüsse zu bilden.

(2) Die Mitglieder des Prüfungsausschusses und ihre Stellvertreter bestellt die Ärztekammer, dabei ist die Reihenfolge der Stellvertreter festzusetzen. Der Prüfungsausschuß entscheidet in der Besetzung mit mindestens drei Ärzten, von denen zwei die Anerkennung für das zu prüfende Gebiet, den Schwerpunkt oder den Bereich besitzen müssen. Dies gilt auch für die Prüfung zur Anerkennung des erfolgreichen Abschlusses einer fakultativen Weiterbildung oder einer Weiterbildung zum Erwerb einer Fachkunde.

(3) Die Ärztekammer bestimmt den Vorsitzenden des Prüfungsausschusses.

(4) Der Prüfungsausschuß beschließt mit einfacher Stimmenmehrheit. Bei Stimmengleichheit gibt die Stimme des Vorsitzenden den Ausschlag.

(5) Die Mitglieder des Prüfungsausschusses entscheiden unabhängig und sind an Weisungen nicht gebunden.

(6) Zur Beratung bei der Entscheidung über Widersprüche gegen Prüfungsentscheidungen wird bei der Ärztekammer ein Widerspruchsausschuß gebildet. Für die Bestellung der Mitglieder und die Bestimmung des Vorsitzenden gelten Abs. 2 Satz 1 sowie Abs. 3 und für die Zusammensetzung des Widerspruchsausschusses bei Widerspruchsentscheidungen Abs. 2 Satz 2 und 3 entsprechend.

(7) Die Bestellung der Mitglieder ihrer Stellvertreter und des Vorsitzenden des Prüfungsausschusses sowie der Mitglieder, ihrer Stellvertreter und des Vorsitzenden des Widerspruchsausschusses erfolgt für die Dauer der Wahlperiode der Organe der Ärztekammer.

§ 15 Zulassung zur Prüfung

(1) Über die Zulassung zur Prüfung entscheidet die Ärztekammer. Die Zulassung wird erteilt, wenn die Weiterbildung ordnungsgemäß abgeschlossen sowie durch Zeugnisse und Nachweise gemäß § 11 belegt ist. Eine Ablehnung der Zulassung ist dem Antragsteller mit Begründung schriftlich mitzuteilen.

(2) Der Entscheidung darüber, ob eine gründliche und eingehende Weiterbildung erfolgt und nachgewiesen ist, insbesondere, ob die Kenntnisse, Erfahrungen und Fertigkeiten erworben und nachgewiesen sind, welche nach den Abschnitten I und II der Weiterbildungsordnung gefordert werden, werden von der Ärztekammer zu beschließende allgemeine Verwaltungsvorschriften zugrundegelegt. Die Kammer berücksichtigt hierbei entsprechende Empfehlungen der Bundesärztekammer.

(3) Die Zulassung ist zurückzunehmen, wenn ihre Voraussetzungen zu Unrecht als gegeben angenommen worden sind.

§ 16 Prüfung

(1) Die Ärztekammer setzt den Termin der Prüfung im Einvernehmen mit dem Vorsitzenden des Prüfungsausschusses fest. Die Prüfung soll in angemessener Frist nach der Zulassung stattfinden. Der Antragsteller ist zum festgesetzten Termin mit einer Frist von mindestens zwei Wochen zu laden.

(2) Die Prüfung ist mündlich. Sie soll für jeden Antragsteller in der Regel dreißig Minuten dauern.

(3) Inhalt, Umfang und Ergebnis der Weiterbildung in den einzelnen Abschnitten werden durch die vorgelegten Zeugnisse nachgewiesen. Die während der Weiterbildung erworbenen eingehenden oder besonderen oder speziellen Kenntnisse werden in einem Fachgespräch durch den

Prüfungsausschuß überprüft. Die Prüfung kann sich auch auf die Prüfung ärztlicher Fertigkeiten erstrecken. Der Prüfungsausschuß entscheidet aufgrund der vorgelegten Zeugnisse und des Prüfungsergebnisses, ob die vorgeschriebene Weiterbildung erfolgreich abgeschlossen ist, und die eingehenden, besonderen oder speziellen Kenntnisse, Erfahrungen und Fertigkeiten im Gebiet, Schwerpunkt oder Bereich oder in der fakultativen Weiterbildung oder für die angestrebte Fachkunde erworben sind.

(4) Kommt der Prüfungsausschuß mehrheitlich zu dem Ergebnis, daß der Antragsteller die vorgeschriebene Weiterbildung nicht erfolgreich abgeschlossen hat, so beschließt er, ob und gegebenenfalls wie lange die Weiterbildungszeit des Antragstellers zu verlängern ist und welche besonderen Anforderungen an diese verlängerte Weiterbildung zu stellen sind.

(5) Die Dauer der verlängerten Weiterbildung beträgt in Gebieten mindestens 3 Monate, höchstens aber 2 Jahre. In Schwerpunkten und Bereichen, sowie für eine fakultative Weiterbildung oder eine Fachkunde beträgt sie höchstens 1 Jahr. Die besonderen Anforderungen müssen sich auf die in der Prüfung festgestellten Mängel beziehen. Sie können die Verpflichtung beinhalten, bestimmte Weiterbildungsinhalte abzuleisten, bestimmte ärztliche Tätigkeiten unter Anleitung durchzuführen und Wissenslücken auszugleichen.

(6) In geeigneten Fällen des Absatzes 4 kann der Prüfungsausschuß als Voraussetzung für eine Wiederholungsprüfung anstelle der Verlängerung der Weiterbildung auch die Verpflichtung aussprechen, festgestellte Lücken in theoretischen Kenntnissen durch ergänzenden Wissenserwerb auszugleichen; er legt hierzu eine Frist fest, die drei Monate nicht unterschreiten soll.

(7) Wenn der Antragsteller der Prüfung ohne ausreichenden Grund fernbleibt oder sie ohne ausreichenden Grund abbricht, gilt die Prüfung als nicht bestanden.

(8) Über die Prüfung ist eine Niederschrift anzufertigen. Sie muß enthalten
1. die Besetzung des Prüfungsausschusses
2. den Namen des Geprüften
3. den Prüfungsgegenstand
4. die gestellten Fragen und Vermerke über deren Beantwortung
5. Ort, Beginn und Ende der Prüfung
6. im Fall des Nichtbestehens der Prüfung die vom Prüfungsausschuß gemachten Auflagen über Dauer und Inhalt der zusätzlichen Weiterbildung.

§ 17 Prüfungsentscheidung

(1) Der Vorsitzende des Prüfungsausschusses teilt der Ärztekammer das Ergebnis der Prüfung mit.

(2) Bei Bestehen der Prüfung stellt die Ärztekammer dem Antragsteller eine Urkunde über das Recht zum Führen der Arztbezeichnung aus.

(3) Bei Nichtbestehen der Prüfung erteilt die Ärztekammer dem Antragsteller einen schriftlichen Bescheid mit Begründung einschließlich der vom Prüfungsausschuß beschlossenen Auflagen gemäß § 16 Abs. 4 - 6.

(4) Gegen den Bescheid der Ärztekammer nach Abs. 3 kann der Antragsteller Widerspruch nach Maßgabe der §§ 69 bis 73 der Verwaltungsgerichtsordnung einlegen. Über den Widerspruch entscheidet die Ärztekammer nach Anhörung des Widerspruchsausschusses.

§ 18 Wiederholungsprüfung

Eine nicht erfolgreich abgeschlossene Prüfung kann frühestens nach drei Monaten wiederholt werden. Für die Wiederholungsprüfung gelten die §§ 14 bis 17 entsprechend.

§ 19 Anerkennung bei gleichwertiger Weiterbildung

(1) Wer in einem von § 4 und den Abschnitten I und II der Weiterbildungsordnung abweichenden Weiterbildungsgang eine Weiterbildung abgeschlossen hat, erhält auf Antrag die Anerkennung durch die Ärztekammer, wenn die Weiterbildung

gleichwertig ist. Auf das Verfahren der Anerkennung finden die §§ 14 bis 18 entsprechende Anwendung.

(2) Eine nicht abgeschlossene, von § 4 und den Abschnitten I und II der Weiterbildungsordnung abweichende Weiterbildung kann unter vollständiger oder teilweiser Anrechnung der bisher abgeleisteten Weiterbildungszeiten nach den Vorschriften dieser Weiterbildungsordnung abgeschlossen wer-den. Über die Anrechnung der bisher abgeleisteten Weiterbildungszeiten entscheidet die Arztekammer nach Anhörung des Prüfungsausschusses.

§ 20 Weiterbildung außerhalb der Bundesrepublik Deutschland

(1) Wer als Staatsangehöriger eines Mitgliedstaates der Europäischen Unionen ein in einem anderen Mitgliedstaat als der Bundesrepublik Deutschland erworbenes fachbezogenes Diplom, Prüfungszeugnis oder einen sonstigen fachbezogenen Befähigungsnachweis für ein Gebiet, einen Schwerpunkt oder einen Bereich besitzt, erhält auf Antrag die Anerkennung für ein entsprechendes Gebiet, einen entsprechenden Schwerpunkt oder Bereich und das Recht zum Führen einer entsprechenden Bezeichnung, soweit nach dieser Weiterbildungsordnung in diesem Gebiet, Schwerpunkt oder Bereich eine entsprechende Anerkennung möglich ist. Wenn dabei die Mindestdauer der Weiterbildung nach den Richtlinien der Europäischen Unionen nicht erfüllt worden ist, kann die Ärztekammer von dem Arzt eine Bescheinigung der zuständigen Stelle des Heimat- oder Herkunftstaates darüber verlangen, daß die betreffende ärztliche Tätigkeit tatsächlich und rechtmäßig während eines Zeitraums ausgeübt worden ist, der der doppelten Differenz zwischen der tatsächlichen Dauer der Weiterbildung und der genannten Mindestdauer der Weiterbildung entspricht.

(2) Die von den Staatsangehörigen eines Mitgliedstaates der Europäischen Unionen in einem der anderen Mitgliedstaaten abgeleisteten Weiterbildungszeiten, die noch nicht zu einem Befähigungsnachweis gemäß Absatz 1 Satz 1 geführt haben, sind nach Maßgabe des § 19 Abs. 2 auf die im Geltungsbereich dieser Weiterbildungsordnung festgesetzten Weiterbildungszeiten ganz oder teilweise anzurechnen.

(3) Eine Weiterbildung im Ausland außerhalb eines Mitgliedstaates der EEuropäischen Unionen kann ganz oder teilweise angerechnet werden, wenn sie den Grundsätzen dieser Weiterbildungsordnung entspricht und eine Weiterbildung von mindestens 12 Monaten in einem angestrebten Gebiet, Schwerpunkt oder Bereich oder in einer fakultativen Weiterbildung in der Bundesrepublik abgeleistet worden ist. Gleiches gilt für die Weiterbildung in einem Mitgliedstaat der Europäischen Unionen, wenn sie von einem Arzt abgeleistet wurde, der nicht Staatsangehöriger eines Mitgliedstaates ist.

(4) Eine von Ärzten, die nicht die deutsche Staatsangehörigkeit besitzen, aber zum Personenkreis des Art. 116 Abs. 1 Grundgesetz gehören, außerhalb des Geltungsbereiches des Grundgesetzes abgeschlossene Weiterbildung ist anzuerkennen, wenn sie einer Weiterbildung nach Maßgabe dieser Weiterbildungsordnung gleichwertig ist. Bei nicht gleichwertiger oder nicht abgeschlossener Weiterbildung gilt für die Anrechnung von Weiterbildungszeiten § 19 Abs. 2 entsprechend.

§ 21 Aberkennung der Arztbezeichnung

(1) Die Anerkennung einer Arztbezeichnung kann zurückgenommen werden, wenn die für die Anerkennung erforderlichen Voraussetzungen nicht gegeben waren. Vor der Entscheidung der Ärztekammer über die Rücknahme sind ein nach § 14 gebildeter Prüfungsausschuß und der Arzt zu hören.

(2) In dem Rücknahmebescheid ist festzulegen, welche Weiterbildungsabschnitte der betroffene Arzt ableisten muß, um eine ordnungsgemäße Weiterbildung

nachzuweisen. Für den Rücknahmebescheid und das Verfahren finden im übrigen § 17 Abs. 3 und 4 entsprechende Anwendung.

(3) Für die Rücknahme der Anerkennung des erfolgreichen Abschlusses der fakultativen Weiterbildung im Gebiet oder der Weiterbildung zum Erwerb der Fachkunde für bestimmte Untersuchungs- und Behandlungsmethoden im Gebiet gelten Absatz 1 und 2 entsprechend.

§ 22 Pflichten der Ärzte

Wer eine Facharztbezeichnung führt, darf grundsätzlich nur in diesem Gebiet tätig werden. Ärzte, die eine Schwerpunktbezeichnung führen, müssen auch im Schwerpunkt tätig sein. Dasselbe gilt für Ärzte, die mehr als eine Gebietsbezeichnung oder Schwerpunktbezeichnung führen.

§ 23 Übergangsbestimmungen

(1) Die bisher ausgesprochenen Anerkennungen von Arztbezeichnungen bleiben gültig mit der Maßgabe, daß die in dieser Weiterbildungsordnung bestimmten entsprechenden Arztbezeichnungen zu führen sind. (2) Wer vor Inkrafttreten dieser Weiterbildungsordnung die Weiterbildung in einem Gebiet, einem Schwerpunkt oder in einem Bereich nach der bisherigen Weiterbildungsordnung begonnen hat, darf diese nach der bisherigen Weiterbildungsordnung abschließen. Für die Anerkennung der Arztbezeichnungen gilt Absatz 1 entsprechend.

(3) Wer bei Einführung einer neuen Arztbezeichnung in diese Weiterbildungsordnung in dem Gebiet, Schwerpunkt oder Bereich, für das bzw. für den diese Arztbezeichnung eingeführt worden ist, innerhalb der letzten acht Jahre vor der Einführung mindestens die gleiche Zeit regelmäßig an Weiterbildungsstätten oder vergleichbaren Einrichtungen tätig war, welche der jeweiligen Mindestdauer der Weiterbildung entspricht, kann auf Antrag die Anerkennung zum Führen dieser Arztbezeichnung erhalten. Abweichendes

ist in den Abschnitten I und II der Weiterbildungsordnung für einzelne Gebiete, Schwerpunkte oder Bereiche bestimmt. Der Antragsteller hat den Nachweis einer regelmäßigen Tätigkeit für die in Satz 1 angegebene Mindestdauer in dem jeweiligen Gebiet, Schwerpunkt oder Bereich zu erbringen. Aus dem Nachweis muß hervorgehen, daß der Antragsteller in dieser Zeit überwiegend im betreffenden Gebiet, Schwerpunkt oder Bereich tätig gewesen ist und dabei umfassende Kenntnisse, Erfahrungen und Fertigkeiten erworben hat. (4) Bei Einführung von fakultativen Weiterbildungen im Gebiet sowie für die darauf bezogenen Anträge auf entsprechende Bescheinigungen gilt Absatz 3 entsprechend. Bei Einführung einer Fachkunde im Gebiet kann ein Arzt auf Antrag die entsprechende Bescheinigung auch erhalten, wenn er innerhalb der letzten 4 Jahre vor Einführung entsprechende Tätigkeiten in ausreichendem Umfang ausgeübt und hierbei die notwendigen Kenntnisse erworben hat. Der Antragsteller hat den Nachweis der ausreichenden Tätigkeit und der notwendigen Kenntnisse und Erfahrungen gegenüber der Ärztekammer zu führen.

(5) Wer bei Inkrafttreten dieser Weiterbildungsordnung zusammen mit der bisherigen Gebietsbezeichnung im Gebiet der Chirurgie eine der bisherigen Teilgebietsbezeichnungen der Chirurgie (Gefäßchirurgie, Kinderchirurgie, Plastische Chirurgie, Thorax- und Kardiovaskularchirurgie, Unfallchirurgie) führt, kann sie beibehalten. Auf Antrag erhält er das Recht, unter Verzicht auf die Bezeichnung "Facharzt für Chirurgie" oder "Arzt für Chirurgie" oder "Chirurg" und die bisher geführte Teilgebietsbezeichnung eine der nachstehenden Facharztbezeichnungen zu führen, wenn er berechtigt war eine der nachstehend genannten Teilgebietsbezeichnungen zu führen und in diesem Teilgebiet mindestens 2 Jahre überwiegend tätig war: 1. bei Teilgebietsbezeichnung "Kinderchirurgie" die Facharztbezeichnung für "Kinderchirurgie"; 2. bei Teilgebietsbezeichnung "Plastische Chirurgie" die Facharztbezeich-

nung für "Plastische Chirurgie"; 3. bei Teilgebietsbezeichnung "Thorax- und Kardiovaskularchirurgie" die Facharztbezeichnung für "Herzchirurgie". (6) Wer bei Inkrafttreten dieser Weiterbildungsordnung die Teilgebietsbezeichnung "Phoniatrie und Pädaudiologie" führt, kann sie beibehalten. Auf Antrag erhält er das Recht zum Führen der Bezeichnung "Facharzt für Phoniatrie und Pädaudiologie".

(7) Wer bei Inkrafttreten dieser Weiterbildungsordnung die Zusatzbezeichnung "Transfusionsmedizin" führt, kann sie beibehalten. Auf Antrag erhält er das Recht zum Führen der Zusatzbezeichnung "Bluttransfusionswesen". Die Anerkennung als "Facharzt für Transfusionsmedizin" für Inhaber der bisherigen Zusatzbezeichnung "Transfusionsmedizin" richtet sich nach Absatz 3.

(8) Wer bei Inkrafttreten dieser Weiterbildungsordnung die Bezeichnung Psychiater oder Arzt für Psychiatrie führt, kann sie beibehalten. Auf Antrag erhält er das Recht, die Facharztbezeichnung "Facharzt für Psychiatrie und Psychotherapie" zu führen, wenn er die Zusatzbezeichnung "Psychotherapie" führen darf. Wer im Zeitpunkt des Inkrafttretens dieser Weiterbildungsordnung die Facharztbezeichnung für Kinder- und Jugendpsychiatrie führt, erhält auf Antrag das Recht die Facharztbezeichnung "Kinder- und Jugendpsychiatrie und -psychotherapie" zu führen.

(9) Wer bei Inkrafttreten dieser Weiterbildungsordnung die Zusatzbezeichnungen "Psychoanalyse" oder "Psychotherapie" führt, kann sie beibehalten. Er erhält auf Antrag das Recht, die Bezeichnung "Facharzt für Psychotherapeutische Medizin" zu führen, wenn er nach Erwerb der Zusatzbezeichnung über einen Zeitraum von mindestens fünf Jahren überwiegend Psychothera-pie ausgeübt hat.

(10) Wer gemäß § 10a der Bundesärzteordnung als Fachzahnarzt für Kieferchirurgie eine unbefristete Erlaubnis zur Ausübung des äntlichen Berufs auf dem Gebiet der Mund-Kiefer-Gesichtschirurgie erhalten hat, erhält auf Antrag das Recht zum Führen der Bezeichnung "Facharzt für Mund-KieferGesichtschirurgie" oder "Mund-Kiefer-Gesichtschirurg". Andere Fachzahnärzte, die eine Erlaubnis nach § 10a Bundesärzteordnung besitzen, können auf Antrag das Recht erhalten, eine dem Inhalt ihrer Erlaubnis entsprechende Facharztbezeichnung zu führen, wenn sie eine gleichwertige Qualifikation nachweisen und im Fachgebiet voll umfänglich tätig sein dürfen.

(11) Ärzte ohne Gebietsbezeichnung (einschließlich Praktische Ärzte), die bei Inkrafttreten dieser Weiterbildungsordnung in eigener Praxis tätig sind und während der letzten 8 Jahre mindestens 6 Jahre allgemeinmedizinisch tätig waren, erhalten auf Antrag das Recht zum Führen der Bezeichnung "Facharzt für Allgemeinmedizin". Der Antragsteller hat den Nachweis einer regelmäßigen Tätigkeit für diese Zeit zu erbringen. Dabei können auch Tätigkeiten in Krankenhäusern anerkannt werden, wenn diese nach Abschnitt I dieser Weiterbildungsordnung für die Allgemeinmedizin anrechnungsfähig sind.

(12) Wer aufgrund der im Zeitpunkt des Inkrafttretens dieser Weiterbildungsordnung geltenden Übergangsbestimmungen rechtmäßig Arztbezeichnungen nach der Facharztordnung oder der Subspezialisierungsordnung der ehemaligen DDR führt, welche nicht in entsprechende Arztbezeichnungen nach der bisherigen Weiterbildungsordnung oder in entsprechende Arztbezeichnungen nach dieser Weiterbildungsordnung umgewandelt werden können, darf sie weiter führen.*)

(13) Anträge nach diesen Übergangsvorschriften müssen innerhalb von zwei Jahren nach Inkrafttreten dieser Weiterbildungsordnung gestellt werden.

*) Dies gilt nur für Weiterbildungsordnungen der Landesärztekammern Berlin-Brandenburg, Mecklenburg-Vorpommern Sachsen, Sachsen-Anhalt, Thüringen.

Abschnitt I
Gebiete, Fachkunden, Fakultative
Weiterbildungen, Schwerpunkte

1. Allgemeinmedizin

Definition: Die Allgemeinmedizin umfaßt
die gesundheitlichen Aspekte des gesamten menschlichen Lebensbereichs, die
Krankheitserkennung und -behandlung der
Patienten, unabhängig von Alter, Ge-
schlecht und Art der Gesundheitsstörung.
Dazu gehören die Erkennung und Bewertung psychosomatischer Erkrankungen
und psychosozialer Zusammenhänge, die
Vorsorge und Gesundheitsführung, die
Früherkennung von Krankheiten, die
Behandlung lebensbedrohlicher Zustände,
die ärztliche Betreuung von Familien, von
chronisch Kranken und von alten Menschen, die Erkennung und Behandlung von
milieu- und umweltbedingten Schäden, die
Einleitung von Rehabilitationsmaßnahmen sowie die Integration der medizinischen, sozialen und psychischen Hilfen
für die Kranken und die Zusammenarbeit
mit niedergelassenen Ärzten anderer
Gebiete, Ärzten in Krankenhäusern und
anderen Einrichtungen des Gesundheitswesens.

Weiterbildungszeit 3 Jahre, davon
- 1 1/2 Jahre Allgemeinmedizin. Angerechnet werden können auf die 1 1/2jährige
Weiterbildung in der Allgemeinmedizin
bis zu 1/2 Jahr Weiterbildung in
Anästhesiologie oder Arbeitsmedizin oder
Chirurgie oder Frauenheilkunde und
Geburtshilfe oder Haut- und Geschlechtskrankheiten oder Hals-Nasen-Ohrenheilkunde oder Innere Medizin oder Kinderheilkunde oder Laboratoriumsmedizin oder
Neurologie oder Orthopädie oder Psychiatrie und Psychotherapie oder Urologie.
- 1 Jahr Innere Medizin im Stationsdienst
- 1/2 Jahr Chirurgie. Angerechnet werden
können auf die 1/2jährige Weiterbildung
in der Chirurgie 3 Monate in Frauenheilkunde und Geburtshilfe oder Hals-Nasen-
Ohrenheilkunde oder Orthopädie oder
Urologie.

- Teilnahme an Kursen von insgesamt 240 Stunden.
Inhalt und Ziel der Weiterbildung: Allgemeinärztliche Beratung, Diagnostik und Therapie, Gesundheitsförderung und Prävention, Früherkennung von Krankheiten, Erkennung und primärärztliche Behandlung von Notfällen und komplizierten oder gefährlichen Krankheitsverläufen, Integration medizinischer, sozialer und psychischer Hilfen einschließlich der Rehabilitation, unter Beachtung des familiären und sozialen Umfeldes.

l.A.l Fachkunde in Laboruntersuchungen in der Allgemeinmedizin
Mindestdauer der Weiterbildung: 1/2 Jahr

l.B.l Fakultative Weiterbildung "Klinische Geriatrie"
Definition: Die Klinische Geriatrie umfaßt Prävention, Erkennung, Behandlung und Rehabilitation körperlicher und seelischer Erkrankungen im biologisch fortgeschrittenen Lebensalter, die in besonderem Maße zu dauernden Behinderungen und dem Verlust der Selbständigkeit führen, unter Anwendung der spezifischen geriatrischen Methodik in stationären Einrichtungen mit dem Ziel der Wiederherstellung größtmöglicher Selbständigkeit.
Weiterbildungszeit: 2 Jahre, davon
- 1 1/2 Jahre der Weiterbildung in der Klinischen Geriatrie müssen zusätzlich zur Gebietsweiterbildung abgeleistet werden.
Inhalt und Ziel der Weiterbildung: Ätiologie, Pathogenese, Pathophysiologie und Symptomatologie von Erkrankungen und Behinderungen des höheren Lebensalters.

2. Anästhesiologie
Definition: Die Anästhesiologie umfaßt die allgemeine und lokale Anästhesie einschließlich deren Vor- und Nachbehandlung, die Aufrechterhaltung der vitalen Funktionen während operativer Eingriffe, die Wiederbelebung sowie die Intensivmedizin und die Schmerztherapie in Zusammenarbeit mit den für das Grundleiden zuständigen Ärzten.

Weiterbildungszeit: 5 Jahre, davon
- 1 Jahr in der nichtspeziellen anästhesiologischen Intensivmedizin. Angerechnet werden können 1/2 Jahr in der Intensivmedizin in der Chirurgie oder Herzchirurgie oder Innere Medizin oder Kinderchirurgie oder Kinderheilkunde oder Neurochirurgie.
- 4 Jahre im operativen Bereich. Angerechnet werden können bis zu 1 Jahr Weiterbildung in der Chirurgie oder Herzchirurgie oder Innere Medizin oder Kinderchirurgie oder Klinische Pharmakologie oder Pharmakologie und Toxikologie oder Physiologie oder Transfusionsmedizin.
1 Jahr der Weiterbildung kann bei einem niedergelassenen Arzt abgeleistet werden.
Inhalt und Ziel der Weiterbildung: Durchführung von Narkosen unter Berücksichtigung sämtlicher einschlägiger Verfahren bei Eingriffen in allen operativen Gebieten, Verfahren der Lokal- und Leitungsanästhesie, Maßnahmen zur Herz-Lungen-Wiederbelebung und zur Schockbehandlung, Dauerbeatmung mit Respiratoren, sowie Transfusions- und Infusionstherapie, Einleitung weiterer diagnostischer und therapeutischer Maßnahmen und in den theoretischen und medizinischen Grundlagen des Gebietes. Kenntnisse über Röntgendiagnostik der Thoraxorgane sowie Vergiftungsbehandlung, Tracheotomie und notfallmäßige Schrittmacheranwendung.

2.A.1. Fachkunde in Laboruntersuchungen in der Anästhesiologie
Mindestdauer der Weiterbildung: 1/2 Jahr

2.B.l Fakultative Weiterbildung in der Speziellen Anästhesiologischen Intensivmedizin
Definition: Die Spezielle Anästhesiologische Intensivmedizin umfaßt in Zusammenarbeit mit den für das Grundleiden zuständigen Ärzten die Intensivüberwachung und Intensivbehandlung von Patienten, deren Vitalfunktionen oder Organfunktionen in lebensbedrohlicher Weise gestört sind und durch intensivtherapeutische Verfahren unterstützt oder aufrechterhalten werden müssen.

Weiterbildungszeit: 2 Jahre. 1 Jahr der Weiterbildung in der Speziellen Anästhesiologischen Intensivmedizin muß zusätzlich zur Gebietsweiterbildung abgeleistet werden. Angerechnet werden können 12 Monate Intensivmedizin während der Weiterbildung in Anästhesiologie.

Inhalt und Ziel der Weiterbildung: Theoretischen Grundlagen und die praktische Durchführung der Intensivüberwachung und Intensivbehandlung des Gebietes einschließlich der Beatmungsverfahren, Ernährungsregimes und speziellen intensivmedizinischen Verfahren des Gebietes.

3. Anatomie (noch nicht endgültig abgeschlossen)

Definition: Die Anatomie umfaßt den normalen Bau und Zustand des Körpers mit seinen Geweben und Organen einschließlich systematischer und topographisch-funktioneller Aspekte sowie die Embryologie.

Weiterbildungszeit: 4 Jahre. Angerechnet werden können bis zu 1 Jahr Weiterbildung in Neuropathologie oder Pathologie oder bis zu 1/2 Jahr Weiterbildung in Chirurgie oder Frauenheilkunde und Geburtshilfe oder Hals-Nasen-Ohrenheilkunde oder Herzchirurgie oder Innere Medizin oder Kinderchirurgie oder Kinderheilkunde oder Mund-Kiefer-Gesichtschirurgie oder Neurochirurgie oder Neurologie oder Orthopädie oder Rechtsmedizin oder Urologie.

Inhalt und Ziel der Weiterbildung: Grundlegende wissenschaftliche Methoden zur untersuchung morphologisch-medizinischen Fragestellungen, makroskopischen Anatomie, mikroskopischen Anatomie und Embryologie. Paläontologie, Zyto- und Humangenetik sowie das Leichentransport- und Bestattungswesen.

4. Arbeitsmedizin

Definition: Die Arbeitsmedizin umfaßt die Wechselbeziehungen zwischen Arbeit, Beruf und Gesundheit. Dazu gehört insbesondere die Verhütung von Unfällen sowie die Vorbeugung und Erkennung von Erkrankungen, die durch das Arbeitsgeschehen verursacht werden können und die Mitwirkung bei der Einleitung der sich aus solchen Unfällen und Erkrankungen ergebenden medizinischen Rehabilitation sowie bei der Durchführung berufsfördernder Rehabilitation.

Weiterbildungszeit: 4 Jahre, davon

- 2 Jahre Weiterbildung in Innerer Medizin, davon 1 Jahr Akutkrankenhaus. Angerechnet werden können bis zu 1 Jahr Weiterbildung in Allgemeinmedizin oder Chirurgie oder Haut- und Geschlechtskrankheiten oder Neurologie oder Psychiatrie und Psychotherapie oder Orthopädie oder innerhalb dieses Jahres bis zu 1/2 Jahr Weiterbildung in Anästhesiologie oder Hygiene und Präventive Umweltmedizin oder Laboratoriumsmedizin oder Physiologie oder 6 Monate Tätigkeit in Toxikologie. 1 Jahr der Weiterbildung kann beieinem niedergelassenen Arzt abgeleistet werden.

- Mindestens 21 Monate Weiterbildung in praktischer Tätigkeit in der Arbeitsmedizin.

- 3-monatiger theoretischer Kurs über Arbeitsmedizin, der in höchstens sechs Abschnitte geteilt werden darf.

Inhalt und Ziel der Weiterbildung: Grundlagen der Arbeitsmedizin einschließlich der Arbeitsphysiologie, der arbeitsmedizinischen Vorsorge und Diagnostik, der Arbeitspsychologie und der Arbeitspathologie. Sozialversicherungsmedizin, Arbeits- und Betriebssoziologie und Rehabilitation.

4.A.1 Fachkunde in Laboruntersuchungen in der Arbeitsmedizin
Mindestdauer der Weiterbildung: 1/2 Jahr

5. Augenheilkunde
Definition: Die Augenheilkunde umfaßt die Erkennung, Behandlung, Prävention und Rehabilitation der anatomischen und funktionellen Veränderungen des Sehorgans und seiner Adnexe, die ophthalmologische Optik sowie die plastisch-rekonstruktiven Operationen an den Schutzorganen des Auges.

Weiterbildungszeit: 5 Jahre. 2 Jahre der Weiterbildung können bei einem niedergelassenen Arzt abgeleistet werden.

Inhalt und Ziel der Weiterbildung: Ophthalmologischen Optik, augenärztlichen Diagnostik und Differentialdiagnostik, konservative und operative Therapie und Nachsorge von Erkrankungen, Verletzungen und deren Komplikationen sowie Funktionsstörungen im Gebiet, einschließlich der selbständigen Durchführung der üblichen nichtspeziellen ophthalmologischen Operationen.

5.A.1 Fachkunde in Laboruntersuchungen in der Augenheilkunde

Mindestdauer der Weiterbildung: 1/2 Jahr

6. Biochemie (noch nicht endgültig abgeschlossen)

Definition: Die Biochemie umfaßt die Chemie der Lebensvorgänge und der lebenden Organismen einschließlich der organischen und anorganischen Substanzen des Organismus sowie die bei den Lebensvorgängen ablaufenden Reaktionen.

Weiterbildungszeit: 4 Jahre. Angerechnet werden können bis zu 1 Jahr Weiterbildung in Innere Medizin oder Kinderheilkunde.

Inhalt und Ziel der Weiterbildung: Allgemeine und physikalische Chemie einschließlich der Reaktionskinetik, Thermodynamik, Elektrolytchemie, Elektrochemie sowie der Theorie der chemischen Bindung und der Gleichgewichtszustände und der biologischen Statistik und Datenverarbeitung. Biochemische Reaktionen auf körperfremde Stoffe, Wirkungsmechanismus von Substanzgruppen auf molekularer Ebene, Pathophysiologie von Stoffwechselkrankheiten und Stoffwechselanomalien einschließlich endokriner Störungen und den Wasser- und Elektrolythaushalt sowie die Ernährungswissenschaft und toxikologische Probleme des Umweltschutzes.

7. Chirurgie

Definition: Die Chirurgie umfaßt die Erkennung und Behandlung von chirurgischen Erkrankungen, Verletzungen und Fehlbildungen mit den entsprechenden Untersuchungsverfahren, konservativen und operativen Behandlungsverfahren des Gebietes einschließlich der gebietsbezogenen Intensivmedizin, den Nachsorgeverfahren des Gebietes sowie der Rehabilitation in jedem Lebensalter.

Weiterbildunszeit: 5 Jahre, davon
- 6 Monate in der nichtspeziellen chirurgischen Intensivmedizin.

Angerechnet werden kann 1/2 Jahr Weiterbildung in Anästhesiologie oder Anatomie oder Herzchirurgie oder Kinderchirurgie oder Neurochirurgie oder Orthopädie oder Pathologie oder Plastische Chirurgie oder Urologie

1 Jahr der Weiterbildung kann bei einem niedergelassenen Arzt abgeleistet werden.

Inhalt und Ziel der Weiterbildung: Allgemeine Diagnostik und Differentialdiagnostik chirurgischer Erkrankungen, insbesondere in den instrumentellen Untersuchungsverfahren, der Indikationsstellung zur operativen und konservativen Behandlung der Erkrankungen, Verletzungen und Fehlbildungen des Gebietes, der selbständigen Durchführung der operativen Eingriffe des Gebietes einschließlich der zur Grundversorgung erforderlichen gefäß-, thorax-, unfall- und viszeralchirurgischen Eingriffe.

7.A.1 Fachkunde in Laboruntersuchungen in der Chirurgie

Mindestdauer der Weiterbildung: 1/2 Jahr

7.B.1 Fakultative Weiterbildung in der Speziellen Chirurgischen Intensivmedizin

Definition: Die Spezielle Chirurgische Intensivmedizin umfaßt die Intensivüberwachung und Intensivbehandlung von chirurgischen Patienten, deren Vitalfunktionen oder Organfunktionen in lebensbedrohlicher Weise gestört sind und durch intensive therapeutische Verfahren unterstützt oder aufrechterhalten werden müssen.

Weiterbildungszeit: 2 Jahre. 1 1/2 Jahre der Weiterbildung in der Speziellen Chirurgischen Intensivmedizin müssen zusätzlich zur Gebietsweiterbildung abgeleistet werden. Angerechnet werden können 6 Monate Intensivmedizin während der Weiterbildung in der Chirurgie.

Inhalt und Ziel der Weiterbildung: Theoretische Grundlagen und praktische Durchführung der Intensivüberwachung und Intensivbehandlung des Gebietes einschließlich der Behandlungsverfahren, Ernährungsregimes und speziellen intensivmedizinischen Verfahren des Gebietes.

7.C.1 Schwerpunkt Gefäßchirurgie

Definition: Die Gefäßchirurgie umfaßt die Erkennung und operative Behandlung der Erkrankungen des Gefäßsystems einschließlich der Verletzungen und Fehlbildungen sowie die Nachsorge nach operativer Behandlung und die Rehabilitation.

Weiterbildungszeit: 3 Jahre. 2 Jahre der Weiterbildung im Schwerpunkt müssen zusätzlich zur Gebietsweiterbildung abgeleistet werden.

Inhalt und Ziel der Weiterbildung: Diagnostische, hyperämisierende, resezierende und rekonstruktive Maßnahmen und Eingriffe am Gefäßsystem.

7.C.2 Schwerpunkt Thoraxchirurgie

Definition: Die Thoraxchirurgie umfaßt die Prävention und Diagnostik einschließlich der instrumentellen Untersuchungsverfahren sowie postoperative Behandlung chirurgischer Erkrankungen und Fehlbildungen der Lunge, der Pleura, des Bronchialsystems, des Mediastinums und der Thoraxwand, insbesondere im Rahmen der Tumorbehandlung.

Weiterbildungszeit: 3 Jahre. Angerechnet werden kann 1/2 Jahr Weiterbildung im Schwerpunkt Pneumologie des Gebietes Innere Medizin. 2 Jahre der Weiterbildung im Schwerpunkt müssen zusätzlich zur Gebietsweiterbildung abgeleistet werden.

Inhalt und Ziel der Weiterbildung: Diagnosestellung, Untersuchungsverfahren, operative Eingriffe und Nachbehandlung von Erkrankungen, Verletzungen und Fehlbildungen der Lunge, der Pleura, des Zwerchfells, des Bronchialsystems, des Mediastinums und der Thoraxwand.

7.C.3 Schwerpunkt Unfallchirurgie

Definition: Die Unfallchirurgie umfaßt die Prävention, Erkennung, die operative und nichtoperative Behandlung von Verletzungen und deren Folgezuständen einschließlich der Nachsorge und Rehabilitation.

Weiterbildungszeit: 3 Jahre. 2 Jahre der Weiterbildung im Schwerpunkt müssen zusätzlich zur Gebietsweiterbildung abgeleistet werden.

Inhalt und Ziel der Weiterbildung: Diagnostik, Indikatonsstellung, operative und nichtoperative Behandlung von Verletzungen und deren Folgezustände.

7.C.4 Schwerpunkt Viszeralchirurgie

Definition: Die Viszeralchirurgie umfaßt die Prävention, Erkennung, operative Behandlung und Nachbehandlung von Erkrankungen, Verletzungen und Fehlbildungen innerer Organe unter spezieller Berücksichtigung der gastroenterologischen, endokrinen und onkologischen Chirurgie der Organe und Weichteile sowie der Transplantationschirurgie.

Weiterbildungszeit: 3 Jahre. 2 Jahre der Weiterbildung im Schwerpunkt müssen zusätzlich zur Gebietsweiterbildung abgeleistet werden.

Inhalt und Ziel der Weiterbildung: Diagnostik, Differentialdiagnostik und Indikationsstellung bei besonderen gastroenterolo-gisch-, endokrinologisch-, onkologisch-chirurgischen Erkrankungen sowie deren chirurgische Therapie einschließlich der Transplantationschirurgie.

8. Diagnostische Radiologie

Definition: Die Diagnostische Radiologie umfaßt die Erkennung von Krankheiten mit Hilfe ionisierender Strahlen, kernphysikalischer Verfahren sowie die Sonographie, soweit sie zur Vermeidung oder Ergänzung diagnostisch-radiologischer Untersuchungen indiziert ist, ferner den Strahlenschutz mit seinen physikalischen, biologischen und medizinischen Grundlagen.

Weiterbildungszeit: 5 Jahre, davon
- 1 Jahr klinische Weiterbildung im Stationsdienst.
- 4 Jahre Diagnostische Radiologie. Angerechnet werden können 1/2 Jahr Weiterbildung in Nuklearmedizin oder Strahlentherapie. 2 Jahre der Weiterbildung können bei einem niedergelassenen Arzt abgeleistet werden.

Inhalt und Ziel der Weiterbildung: Diagnostische Radiologie, radiologische Spezialverfahren einschließlich interventionelle Maßnahmen, Strahlenschutz, Sonographie, soweit sie zur Vermeidung oder Ergänzung diagnostisch-radiologischer Untersuchungen indiziert ist, ferner in der Magnetresonanz.

Spezielle diagnostische Verfahren der Kinderradiologie und Neuroradiologie, die Diagnostik mit radioaktiven Stoffen und die Strahlentherapie.

8.C.1 Schwerpunkt Kinderradiologie

Definition: Die Kinderradiologie umfaßt die radiologische Diagnostik bei Kindern einschließlich radiologischer Spezialverfahren und besonderer Strahlenschutzmaßnahmen beim Kind sowie die schwerpunktbezogene Sonographie, soweit sie zur Vermeidung oder Ergänzung diagnostisch-radiologischer Untersuchungen indiziert ist.

Weiterbildungszeit: 2 Jahre. 1 Jahr der Weiterbildung im Schwerpunkt muß zusätzlich zur Gebietsweiterbildung abgeleistet werden.
- 1 Jahr Kinderheilkunde muß zusätzlich nachgewiesen werden.

Inhalt und Ziel der Weiterbildung: Radiologische Diagnostik bei Kindern einschließlich radiologischer Spezialverfahren und besonderer Strahlenschutzmaßnahmen beim Kind sowie in der schwerpunktbezogenen Sonographie, soweit sie zur Vermeidung oder Ergänzung diagnostisch-radiologischer Untersuchungen indiziert ist.

8.C.2 Schwerpunkt Neuroradiologie

Definition: Die Neuroradiologie umfaßt die neuroradiologische Diagnostik bei Erkrankungen und Veränderung des Nervensystems und seiner Hüllen sowie radiologische Spezialverfahren einschließlich des Strahlenschutzes und die schwerpunktbezogene Sonographie, soweit sie zur Vermeidung oder Ergänzung diagnostisch-radiologischer Untersuchungen indiziert ist.

Weiterbildungszeit: 2 Jahre. 1 Jahr der Weiterbildung im Schwerpunkt muß zusätzlich zur Gebietsweiterbildung abgeleistet werden.
- 1 Jahr Neurochirurgie oder 1 Jahr Neurologie muß zusätzlich nachgewiesen werden.

Inhalt und Ziel der Weiterbildung: Neuroradiologische Diagnostik bei Erkrankungen und Veränderungen des Nervensystems und seiner Hüllen sowie radiologischer Spezialverfahren einschließlich des Strahlenschutzes und in der schwerpunktbezogenen Sonographie, soweit sie zur Vermeidung oder Ergänzung diagnostisch-radiologischer Untersuchungen indiziert ist.

9. Frauenheilkunde u. Geburtshilfe

Definition: Die Frauenheilkunde und Geburtshilfe umfaßt die Erkennung, Verhütung, konservative und operative Behandlung einschließlich der psychosomatischen Aspekte der Erkrankung sowie die Nachsorge der Krankheiten der weiblichen Geschlechtsorgane und der Brustdrüsen, die gynäkologische Endokrinologie und Reproduktionsmedizin, sowie die Überwachung normaler und pathologischer Schwangerschaften sowie die Vorbereitung, Durchführung und Nachbehandlung normaler und pathologischer Geburten, einschließlich der erforderlichen Operationen.

Weiterbildungszeit: 5 Jahre, davon mindestens 3 Jahre im Stationsdienst. Angerechnet werden können 1/2 Jahr Weiterbil-

158

dung in Anatomie oder Humangenetik oder Pathologie oder Urologie. 2 Jahre der Weiterbildung können bei einem niedergelassenen Arzt abgeleistet werden.

Inhalt und Ziel der Weiterbildung: Prävention, Diagnostik und Therapie gynäkologischer, auch gynäkologisch-endokrinologischer und onkologischer Erkrankungen aller Altersstufen, einschließlich der gebietsbezogenen Sonographie und Laboratoriumsuntersuchungen der Schockbehandlung und der Herz-Lungen-Wiederbelebung, der Thromboseprophylaxe, der Lokal- und Regionalanästhesie, der Deutung gynäkologischer Röntgenaufnahmen, der Anwendung und Beurteilung zytodiagnostischer Verfahren, in der Mutterschaftsvorsorge, in der Prävention, Diagnostik und Therapie von Schwangerschaftserkrankungen und Risikoschwangerschaften und der Wochenbettbetreuung, in der Psychosomatik des Gebietes der Urogynäkologie, der Indikationsstellung für plastisch-operative und rekonstruktive Verfahren im Genitalbereich und an der Mamma sowie den Grundlagen der Humangenetik. Gynäkologische Strahlenbehandlung und die Anästhesieverfahren des Gebietes.

9.A.1 Fachkunde in Laboruntersuchungen in der Frauenheilkunde und Geburtshilfe

Mindestdauer der Weiterbildung: 1/2 Jahr

9.A.2 Fachkunde gynäkologische Exfoliativ-Zytologie

Auswertung der exfoliativen Zytologie. Hierzu gehört eine Mindestzahl selbständig ausgewerteter Präparate.

9.A.3 Fachkunde gynäkologische Aspirations- und Punktatzytologie des Genitales und der Mamma

Auswertung der Aspirations- und Punktatzytologie des Gebietes. Hierzu gehört eine Mindestzahl selbständig ausgewerteter Präparate.

9.B.1 Fakultative Weiterbildung Gynäkologische Endokrinologie und Reproduktionsmedizin

Definition: Die Gynäkologische Endokrinologie und Reproduktionsmedizin umfaßt die Diagnostik, Differentialdiagnostik und Therapie gynäkologisch-endokrinologischer Erkrankungen einschließlich der Sterilität der Frau.

Weiterbildungszeit: 2 Jahre. 1 1/2 Jahre der Weiterbildung in der Gynäkologischen Endokrinologie und Reproduktionsmedizin müssen zusätzlich zur Gebietsweiterbildung abgeleistet werden. 1/2 Jahr der Weiterbildung kann bei einem niedergelassenen Arzt abgeleistet werden.

Inhalt und Ziel der Weiterbildung: Diagnostik, Differentialdiagnostik und Therapie gynäkologisch-endokriner Erkrankungen, der Diagnostik und Behandlung der Sterilität unter Einbeziehung der erforderlichen instrumentellen, apparativen und labormedizinischen Untersuchungsmethoden, über die zur Sterilitätsbehandlung erforderliche Andrologie und Psychotherapie sowie die Indikationsstellung zu mikrochirurgischen Operationsverfahren.

9.B.2 Fakultative Weiterbildung Spezielle Geburtshilfe und Perinatalmedizin

Definition: Die Spezielle Geburtshilfe und Perinatalmedizin umfaßt die Betreuung der Schwangeren mit höhergradigem Risiko, die pränatale Diagnostik und Therapie, die Leitung normaler und regelwidriger Geburten, die operative Geburtshilfe und die Erstversorgung des Neugeborenen.

Weiterbildungszeit: 2 Jahre. 1 1/2 Jahre der Weiterbildung in der Speziellen Geburtshilfe und Perinatalmedizin müssen zusätzlich zur Gebietsweiterbildung abgeleistet werden. Angerechnet werden kann 1/2 Jahr Weiterbildung in der Kinderheilkunde.

Inhalt und Ziel der Weiterbildung: Betreuung der Schwangeren mit höhergradigem Risiko, in der Pränataldiagnostik einschließlich instrumenteller und apparativer Verfahren zu therapeutischen, auch invasiven Eingriffen am Feten, in der Leitung normaler und regelwidriger Geburten einschließlich der operativen Geburtshilfe und der Erstversorgung des Neugeborenen sowie in der Pränatalmedizin und Perinatologie.

9.B.3 Fakultative Weiterbildung Spezielle Operative Gynäkologie
Definition: Die Spezielle Operative Gynäkologie umfaßt die Indikationsstellung und Durchführung aller operativen Behandlungsverfahren der gynäkologischen, insbesondere onkologischen Erkrankungen des Genitalbereiches und der Mamma, der Fehlbildungen und Verletzungen sowie die Nachbehandlung.
Weiterbildungszeit: 2 Jahre. 1 1/2 Jahre der Weiterbildung in der Speziellen Operativen Gynäkologie müssen zusätzlich zur Gebietsweiterbildung abgeleistet werden. Angerechnet werden kann 1/2 Jahr Weiterbildung in der Chirurgie.
Inhalt und Ziel der Weiterbildung: Instrumentelle Diagnostik und operative Therapie gynäkologischer, insbesondere onkologischer Erkrankungen aller Altersstufen einschließlich plastisch-operativer und rekonstruktiver Verfahren im Genitalbereich, an der Bauchdecke und an der Mamma.

10. Hals-Nasen-Ohrenheilkunde
Definition: Die Hals-Nasen-Ohrenheilkunde umfaßt die Erkennung, die konservative und operative Behandlung, die Prävention und Rehabilitation der Erkrankungen, Verletzungen, Frakturen, Fehlbildungen und Formveränderungen des äußeren, mittleren und inneren Ohres, des inneren Gehörganges und der Otobasis sowie der hierzu führenden und daraus folgenden Erkrankungen, der inneren und äußeren Nase und des pneumatisierten und stützenden Systems sowie der Weichteile des Gesichtsschädels, der Nasennebenhöhlen, ihrer knöchernen Wandungen und des Jochbein sowie der Rhinobasis, von Naso-, Oro- und Hypopharynx einschließlich Lippen, Wangen, Zunge, Zungengrund, Mundboden und Tonsillen, der Glandula submandibularis sowie des Halses, des Larynx, der oberen Luft- und Speisewege, des Lymphsystems des Kopfes und des Halses, der Glandula parotis und des Nervus facialis sowie der übrigen Hirnnerven im Bereich des Halses und des Kopfes und der Schädelbasis, der Hör- und Gleichgewichtsfunktionen und des Geruchsund Geschmacksinnes, die Audiologie und die sonstige Funktionsdiagnostik des Gebietes, die wiederherstellenden und plastischen Operationen des Gebietes, die endoskopischen Verfahren des Gebietes einschließlich der oberen Luft- und Speisewege, die Allergologie des Gebietes sowie die Störungen von Stimme, Sprache und Sprechen beim Kind und Erwachsenen sowie die besondere Diagnostik und Therapie von kindlichen Hörstörungen.
Weiterbildungszeit: 5 Jahre, davon mindestens 3 Jahre im Stationsdienst. Angerechnet werden können 1 Jahr Weiterbildung in Phoniatrie und Pädaudiologie oder 1/2 Jahr Weiterbildung in Anästhesiologie oder Anatomie oder Chirurgie oder Kinderheilkunde oder Mund-Kiefer-Gesichtschirurgie oder Neurochirurgie oder Pathologie oder Physiologie. 2 Jahre der Weiterbildung können bei einem niedergelassenen Arzt abgeleistet werden.
Inhalt und Ziel der Weiterbildung: Diagnostik sowie konservative und operative Therapie und Nachsorge der Hals-Nasen-Ohrenerkrankungen, Verletzungen, Funktionsstörungen und der Komplikationen aller Altersstufen einschließlich der Untersuchungsmethoden sowie der selbständigen Durchführung der üblichen nichtspeziellen Operationen, der Röntgendiagnostik des Gebietes einschließlich des Strahlenschutzes und der gebietsbezogenen Sonographie, der Allergologie des Gebietes, der Endoskopie und in der Begutachtung. Phoniatrie und Pädaudiologie, Anpassung von Hörgeräten, die Narkoseverfahren des Gebietes die Schockbehandlung und Herz-Lungen-Wiederbelebung.

10.A.1 Fachkunde in Laboruntersuchungen in Hals-Nasen-Ohrenheilkunde
Mindestdauer der Weiterbildung: 1/2 Jahr

10.B.1 Fakultative Weiterbildung Spezielle Hals-Nasen-Ohren-Chirurgie

Definition: Die Spezielle Hals-Nasen-Ohrenchirurgie umfaßt die spezielle operative Behandlung von Erkrankungen, Verletzungen und Fehlbildungen der Hals-Nasen-Ohrenheilkunde, einschließlich der Indikationsstellung, selbständigen Durchführung und Nachsorge der schwierigen Operationen des Gebietes sowie die Rehabilitation, welche über die im Gebiet aufgeführten Inhalte hinausgehen.

Weiterbildungszeit: 2 Jahre. 1 1/2 Jahre der Weiterbildung in der Speziellen Hals-Nasen-Ohren-Chirurgie müssen zusätzlich zur Gebietsweiterbildung abgeleistet werden. Angerechnet werden kann 1/2 Jahr operative Hals-Nasen-Ohren-Chirurgie während der Weiterbildung in der Hals-Nasen-Ohrenheilkunde.

Inhalt und Ziel der Weiterbildung: Theoretische Grundlagen und selbständige Durchführung der speziellen, schwierigen Operationen des Gebietes einschließlich der Indikationsstellung, der Vor- und Nachbehandlung sowie der Rehabilitation.

11. Haut- und Geschlechtskrankheiten

Definition: Die Haut- und Geschlechtskrankheiten umfassen die Erkennung, Behandlung, Prävention und Rehabilitation von Erkrankungen der Haut und der Unterhaut, der hautnahen Schleimhäute und der Hautanhangsgebilde sowie der hierzu gehörenden allergologischen Diagnostik und Therapie, die dermatologische Onkologie, die Geschlechtskrankheiten und die nichtvenerischen Erkrankungen der äußeren Geschlechtsorgane, die Gefäßerkrankungen der Haut, den analen Symptomenkomplex und die Andrologie.

Weiterbildungszeit: 4 Jahre, davon mindestens 2 Jahre im Stationsdienst. 2 Jahre der Weiterbildung können bei einem niedergelassenen Arzt abgeleistet werden.

Inhalt und Ziel der Weiterbildung: Diagnostik, Differentialdiagnostik und Therapie der Erkrankungen des Hautorgans einschließlich seiner Anhangsgebilde, der hautnahen Schleimhäute, der Gefäßerkrankungen der Haut, der dermatologischen

Proktologie, der gebietsbezogenen Allergologie, der Andrologie, der Sexualstörungen, der Geschlechtskrankheiten und nichtvenerischen Erkrankungen der äußeren Geschlechtsorgane, den gebietsbezogenen Laboruntersuchungen und der dermatologischen Strahlenbehandlung einschließlich des Strahlenschutzes sowie der Indikationsstellung und Durchführung der operativen Dermatologie und Kryotherapie. Methoden zur Erkennung peripherer Durchblutungsstörungen.

11.A.1 Fachkunde in Laboruntersuchungen in Haut- und Geschlechtskrankheiten

Mindestdauer der Weiterbildung: 1/2 Jahr

12. Herzchirurgie

Definition: Die Herzchirurgie umfaßt die Erkennung, operative und postoperative Behandlung von chirurgischen Erkrankungen, Verletzungen und Fehlbildungen des Herzens, der herznahen Gefäße und des angrenzenden Mediastinums sowie der Lunge in Zusammenhang mit herzchirurgischen Eingriffen einschließlich der Voruntersuchungen und der Nachsorge.

Weiterbildungszeit: 6 Jahre, davon 6 Monate in der nichtspeziellen herzchirurgischen Intensivmedizin. Angerechnet werden können bis zu 2 Jahre Weiterbildung in Chirurgie oder bis zu 1 Jahr Weiterbildung in Anästhesiologie oder in den Schwerpunkten Kardiologie oder Kinderkardiologie der Gebiete Innere Medizin oder Kinderheilkunde oder bis zu 1/2 Jahr Weiterbildung in Anatomie oder Pathologie.

Inhalt und Ziel der Weiterbildung: Operative Behandlung von Erkrankungen, Mißbildungen und Verletzungen des Herzens einschließlich der herznahen Gefäße und des angrenzenden Mediastinums sowie der Lunge in Zusammenhang mit herzchirurgischen Eingriffen.

12.A.1 Fachkunde in Laboruntersuchungen in der Herzchirurgie

Mindestdauer der Weiterbildung: 1/2 Jahr.

12.B.1 Fakultative Weiterbildung

in der Speziellen Herzchirurgischen Intensivmedizin

Definition: Die Spezielle Herzchirurgische Intensivmedizin umfaßt die Intensivüberwachung und Intensivbehandlung von herzchirurgischen Patienten, deren Vitalfunktionen oder Organfunktionen in lebensbedrohlicher Weise gestört sind und durch intensive therapeutische Verfahren unterstützt oder aufrechterhalten werden müssen.

Weiterbildungszeit: 2 Jahre. 1 1/2 Jahre der Weiterbildung in der Speziellen Herzchirurgischen Intensivmedizin müssen zusätzlich zur Gebietsweiterbildung abgeleistet werden. Angerechnet werden können 6 Monate Intensivmedizin während der Weiterbildung in der Herzchirurgie.

Inhalt und Ziel der Weiterbildung: Theoretische Grundlagen und praktische Durchführung der Intensivüberwachung und Intensivbehandlung des Gebietes einschließlich der Behandlungsverfahren, Ernährungsregimes und speziellen intensivmedizinischen Verfahren des Gebietes.

12.C.1 Schwerpunkt Thoraxchirurgie

Definition: Die Thoraxchirurgie umfaßt die Prävention und Diagnostik einschließlich der instrumentellen Untersuchungsverfahren sowie postoperative Behandlung chirurgischer Erkrankungen und Fehlbildungen der Lunge, der Pleura, des Bronchialsystems, des Mediastinums und der Thoraxwand, insbesondere im Rahmen der Tumorbehandlung.

Weiterbildungszeit: 3 Jahre. Angerechnet werden kann 1/2 Jahr Weiterbildung im Schwerpunkt Pneumologie des Gebietes Innere Medizin. 1 Jahr der Weiterbildung im Schwerpunkt muß zusätzlich zur Gebietsweiterbildung abgeleistet werden.

Inhalt und Ziel der Weiterbildung: Diagnosestellung, Untersuchungsverfahren, operative Eingriffe und Nachbehandlung von Erkrankungen, Verletzungen und Fehlbildungen der Lunge, der Pleura, des Bronchialsystems, des Mediastinums und der Thoraxwand.

13. Humangenetik

Definition: Die Humangenetik umfaßt die Erkennung genetisch bedingter Erkrankungen (monogen, multifaktoriell, chromosomal oder mitochondrial) des Menschen, ihrer Diagnostik mittels klinischer, zytogenetischer, biochemischer und molekulargenetischer Methoden, einschließlich der Differentialdiagnose zu nicht genetisch bedingten Erkrankungen, sowohl prä- als auch postnatal, die Beratung der Patienten und ihrer Familien sowie die Beratung und Unterstützung der in der Vorsorge und in der Krankenbehandlung tätigen Ärzte bei Erkennung und Behandlung von genetisch bedingten Krankheiten.

Weiterbildungszeit: 5 Jahre.

- 1 Jahr im Stationsdienst in Augenheilkunde oder Hals-Nasen-Ohrenheilkunde oder Haut- und Geschlechtskrankheiten oder Frauenheilkunde und Geburtshilfe oder Innere Medizin oder Kinderheilkunde oder Neurologie oder Orthopädie oder Psychiatrie und Psychotherapie oder Urologie.
- 2 Jahre in der genetischen Beratung.
- 1 Jahr im zytogenetischen Labor.
- 1 Jahr im molekulargenetischen Labor.

1 Jahr der Weiterbildung kann bei einem niedergelassenen Arzt abgeleistet werden.

Inhalt und Ziel der Weiterbildung: Klinische, zytogenetische, biochemische und molekulargenetische Diagnostik genetisch bedingter Erkrankungen und der Beratung der Patienten und ihrer Familien sowie in den theoretischen Grundlagen genetisch bedingter Erkrankungen, der Entstehung und Wirkung von Mutationen, der Genwirkung und molekularen Genetik, der Vererbung von Mutationen in der Bevölkerung sowie den ethischen, psychologischen und rechtlichen Grundlagen genetischer Beratung und Diagnostik.

13.A.1 Fachkunde in der zytogenetischen Labordiagnostik

Chromosomendiagnostik einschließlich Zellkulturen aus Blut, Hautbiopsien, Fruchtwasser, Chorionbiopsien, Knochenmark und anderen Geweben in Kurz- und

162

Langzeitkultur, in der Chromosomenprä-
paration, differentieller Chromosomenfär-
bung mit allen diagnostisch relevanten
Bandenmustertechniken, Chromosomen-
analyse, Befundung und Bewertung des
Befundes für die weiterbehandelnden Ärzte,
verantwortlich bei einer Mindestzahl von
Fällen.
Mindestdauer der Weiterbildung: 2 Jahre
**13.A.2 Fachkunde in der moleku-
largenetischen Labordiagnostik
genetisch bedingter Krankheiten**
Molekulargenetische Diagnostik genetisch bedingter Krankheiten einschließlich
Risikoberechnung und ärztlicher Bewertung des Befundes, verantwortlich in einer
Mindestzahl von Fällen. Diese Fälle
müssen umfassen: Direkten Nachweis von
Genmutationen sowie Methoden der
indirekten Genotypisierung auf der Grundlage von Kopplungsanalysen mit und
ohne Amplifikation genomischer DNA in
vitro. Kenntnis der für den Betrieb eines
molekulargenetischen Labors relevanten
Rechtsvorschriften.
Mindestdauer der Weiterbildung: 2 Jahre

14. Hygiene und Umweltmedizin
Definition: Die Hygiene und Umweltmedizin umfaßt die Erkennung aller exogenen
Faktoren, welche die Gesundheit des
Einzelnen oder der Bevölkerung beeinflus-
sen sowie die Entwicklung von Grundsätzen für den Gesundheits- und Umweltschutz. Dazu gehört die Erarbeitung und
Anwendung von Methoden zur Erken-
nung, Erfassung, Beurteilung sowie
Vermeidung schädlicher Einflüsse. Sie
unterstützt die im Krankenhaus, im
Öffentlichen Gesundheitswesen und in der
Praxis tätigen Ärzte in der Krankenhaus-
hygiene, Umwelthygiene und Umweltmedizin, Epidemiologie, Sozial- und
Individualhygiene.
Weiterbildungszeit: 5 Jahre, davon
- 1 Jahr Weiterbildung im Stationsdienst
in Anästhesiologie oder Chirurgie oder
Frauenheilkunde und Geburtshilfe oder
Hals-Nasen-Ohrenheilkunde oder Innere

Medizin oder Kinderheilkunde oder Neurochirurgie oder Urologie.
- 4 Jahre Hygiene und Umweltmedizin.
Angerechnet werden können bis zu 11/2
Jahre Weiterbildung in Mikrobiologie und
Infektionsepidemiologie
oder bis zu 1 Jahr Weiterbildung in Arbeitsmedizin oder Pharmakologie und
Toxikologie oder 1/2 Jahr Weiterbildung
in Pathologie oder Rechtsmedizin.
1 Jahr der Weiterbildung kann bei einem
niedergelassenen Arzt abgeleistet werden.
Inhalt und Ziel der Weiterbildung: Kran-
kenhaushygiene, Mitwirkung bei Planung
und Betrieb von Krankenhäusern, Beratung bezüglich Infektionsverhütung,-
erkennung und -bekämpfung, Überwachung der Desinfektion und Sterilisation
sowie der Ver- und Entsorgungseinrich-
tungen mittels physikalischer, chemischer
und mikrobiologischer Verfahren, in der
Prophylaxe und Epidemiologie von
infektiösen und nichtinfektiösen Krankheiten einschließlich des individuellen und
allgemeinen Seuchenschutzes; in der
Umwelthygiene und präventiven Umweltmedizin, Beurteilung der Beeinflus-
sung des Menschen durch Umweltfaktoren
und Schadstoffe in Boden, Wasser, Luft,
Lebensmitteln und Gegenständen des
täglichen Bedarfs, in der Sozial- und
Individualhygiene. Vermittlung und
Erwerb von Kenntnissen in der Toxikologie, Mikrobiologie, Rechtsmedizin und
Arbeitsmedizin sowie Medizintechnik,
Krankenhausplanung,-bau und-betrieb.

15. Innere Medizin
Definition: Die Innere Medizin umfaßt die
Prophylaxe, Erkennung, konservative,
internistisch-interventionelle und intensiv-
medizinische Behandlung sowie Rehabilitation der Erkankungen der Atmungsorga-
ne, des Herzens und Kreislaufs, der Verdauungsorgane, der Nieren und ableitenden
Harnwege, des Blutes und der blutbildenden Organe und des Lymphsystems, des
Stoffwechsels und der Inneren Sekretion,
der internen allergischen und im nunologi-
schen Erkrankungen, der internen Erkran-

kungen des Stütz- und Bewegungsapparates, der Infektionskrankheiten der Vergiftungen, einschließlich der für das höhere Lebensalter typischen Erkrankungen sowie die Aspekte psychosomatischer Krankheitsbilder und der hausärztlichen Betreuung.
Weiterbildungszeit: 6 Jahre, davon
- 6 Monate in der nichtspeziellen internistischen Intensivmedizin.
- Mindestens 4 Jahre im Stationsdienst. Angerechnet werden können bis zu 1 Jahr Weiterbildung in Diagnostische Radiologie oder Kinderheilkunde oder Klinischer Pharmakologie oder Neurologie oder Pathologie oder Physikalische und Rehabilitative Medizin oder Physiologie oder Psychiatrie und Psychotherapie oder 1/2 Jahr Weiterbildung in Anästhesiologie oder Anatomie oder Arbeitsmedizin oder Biochemie oder Haut- und Geschlechtskrankheiten oder Laboratoriumsmedizin oder Mikrobiologie und Infektionsepidemiologie oder Nuklearmedizin oder Pharmakologie und Toxikologie oder 6 Monate Tätigkeit in Immunologie. Die Anrechnungsfähigkeit entfällt, wenn insgesamt 2 Jahre der Weiterbildung in Schwerpunkten der Inneren Medizin abgeleistet werden. 2 Jahre Weiterbildung können bei einem niedergelassenen Arzt abgeleistet werden.
Inhalt und Ziel der Weiterbildung: Ätiologie, Pathogenese, Pathophysiologie, Symptomatologie, der Diagnostik, Differentialdiagnostik und Therapie interner nichtinfektiöser, infektiöser, toxischer, neoplastischer (onkologischer), allergischer, immunologischer, metabolischer, ernährungsabhängiger und degenerativer Erkrankungen einschließlich der Gesundheitsberatung und -erziehung, den gebietsbezogenen Laboratoriumsuntersuchungen, der Sonographie, der Endoskopie, der Elektrokardiographie und der Deutung von Röntgenbildern des Gebietes, in Vorsorgeund Gesundheitsuntersuchungen, Erkennung und Behandlung umwelt- und milieubedingter Schäden sowie der Suchtkrankheiten, Diätberatung und Diätbehandlung einschließlich der Betreuung von

Gruppen, Impfwesen, umfassender Übernahme der hausärztlichen Betreuung im Rahmen aller internistischen Krankheitsbilder, Betreuung chronisch kranker und alter Menschen, Integration medizinischer, sozialer und psychischer Hilfen und der Psychosomatik. Vermittlung und Erwerb von Kenntnissen über Diagnostik mit radioaktiven Substanzen sowie der Diagnostik und Therapie von Erkrankungen des Nervensystems sowie über die Humangenetik.

15.A.1 Fachkunde in Laboruntersuchungen in der Inneren Medizin
Mindestdauer der Weiterbildung: 1 Jahr
15.A.2 Fachkunde Internistische Röntgendiagnostik
Aufnahmetechnik und Durchleuchtung der Brustorgane, des Magen-Darm-Traktes, des Gallen- und Uropoetischen Systems sowie des Skeletts bei internen Erkrankungen einschließlich des Strahlenschutzes und der Teilnahme an anerkannten Strahlenschutzkursen.
Mindestdauer der Weiterbildung: 1 Jahr
15.A.3 Fachkunde Sigmoido-Koloskopie in der Inneren Medizin
Indikationsstellung, Durchführung, Befunderhebung und Befundauswertung der Sigmoido-Koloskopie in der Inneren Medizin. Hierzu gehört eine Mindestzahl selbständig durchgeführter und befundeter Sigmoido-Koloskopien.
15.B.1 Fakultative Weiterbildung Klinische Geriatrie
Definition: Die Klinische Geriatrie umfaßt Prävention, Erkennung, Behandlung und Rehabilitation körperlicher und seelischer Erkrankungen im biologisch fortgeschrittenen Lebensalter, die in besonderem Maße zu dauernden Behinderungen und dem Verlust der Selbständigkeit führen, unter Anwendung der spezifischen geriatrischen Methodik in stationären Einrichtungen mit dem Ziel der Wiederherstellung größtmöglicher Selbständigkeit.
Weiterbildungszeit: 2 Jahre. 1 1/2 Jahre

der Weiterbildung in der Klinischen Geriatrie müssen zusätzlich zur Gebietsweiterbildung abgeleistet werden.

Inhalt und Ziel der Weiterbildung: Ätiologie, Pathogenese, Pathophysiologie und Symptomatologie von Erkrankungen und Behinderungen des höheren Lebensalters.

15.B.2 Fakultative Weiterbildung in der Speziellen Internistischen Intensivmedizin

Definition: Die Spezielle Internistische Intensivmedizin umfaßt die Intensivüberwachung und Intensivbehandlung von internistischen Patienten, deren Vitalfunktionen oder Organfunktionen in lebensbedrohlicher Weise gestört sind und durch intensive therapeutische Verfahren unterstützt oder aufrechterhalten werden müssen.

Weiterbildungszeit: 2 Jahre. 1 1/2 Jahre der Weiterbildung in der Speziellen Internistischen Intensivmedizin müssen zusätzlich zur Gebietsweiterbildung abgeleistet werden. Angerechnet werden können 6 Monate Intensivmedizin während der Weiterbildung in der Inneren Medizin.

Inhalt und Ziel der Weiterbildung: Theoretische Grundlagen und praktische Durchführung der Intensivüberwachung und Intensivbehandlung des Gebietes einschließlich der Behandlungsverfahren, Ernährungsregimes und speziellen intensivmedizinischen Verfahren des Gebietes.

15.C.1 Schwerpunkt Angiologie

Definition: Die Angiologie umfaßt die Ätiologie, Pathogenese, Pathophysiologie, Biochemie, Klinik, Diagnostik, Differentialdiagnostik, Prävention, Therapie und Rehabilitation der Gefäßkrankheiten.

Weiterbildungszeit: 2 Jahre, davon mindestens 1 1/2 Jahr im Stationsdienst. 1 Jahr der Weiterbildung im Schwerpunkt muß zusätzlich zur Gebietsweiterbildung abgeleistet werden. 1/2 Jahr der Weiterbildung kann bei einem niedergelassenen Arzt abgeleistet werden.

Inhalt und Ziel der Weiterbildung: Ätiologie, Pathogenese, Epidemiologie, Pathophysiologie und -biochemie, Symptoma-tologie, Diagnostik, Differentialdiagnostik, Prophylaxe und konservativen Therapie sowie in der Rehabilitation von Erkrankungen der Arterien, Kapillaren, Lymphgefäße und Venen sowie in der Indikationsstellung zu operativen und interventionellen radiologischen Eingriffen.

15.C.2 Schwerpunkt Endokrinologie

Definition: Die Endokrinologie umfaßt die Erkennung und nichtoperative Behandlung endokriner Erkrankungen, deren Auswirkungen auf metabolische Prozesse und Gewebe sowie die Stoffwechselleiden, einschließlich der Intensivtherapie.

Weiterbildungszeit: 2 Jahre, davon mindestens 1 1/2 Jahre im Stationsdienst. 1 Jahr der Weiterbildung im Schwerpunkt muß zusätzlich zur Gebietsweiterbildung abgeleistet werden. 1/2 Jahr der Weiterbildung kann bei einem niedergelassenen Arzt abgeleistet werden.

Inhalt und Ziel der Weiterbildung: Prophylaxe, Diagnostik und Therapie endokriner Erkrankungen und Stoffwechselleiden einschließlich der endokrinologischen Funktionsteste und der Intensivtherapie.

15.C.3 Schwerpunkt Gastroenterologie

Definition: Die Gastroenterologie umfaßt die Prophylaxe, Erkennung, konservative und interventionelle-endoskopische Behandlung der Krankheiten der Verdauungsorgane.

Weiterbildungszeit: 2 Jahre, davon mindestens 1 Jahr im Stationsdienst. 1 Jahr der Weiterbildung im Schwerpunkt muß zusätzlich zur Gebietsweiterbildung abgeleistet werden. 1/2 Jahr der Weiterbildung kann bei einem niedergelassenen Arzt abgeleistet werden.

Inhalt und Ziel der Weiterbildung: Diagnostik und Therapie der Krankheiten der Verdauungsorgane, in den speziellen Laboruntersuchungen, der Sonographie und Röntgendiagnostik des Schwerpunktes einschließlich des Strahlenschutzes sowie in der Endoskopie mit Durchführung diagnostischer Maßnahmen des Schwerpunktes, der Indikationsstellung zu operativen Eingriffen einschließlich der Transplantation und zur Strahlenbehandlung.

15.C.4 Schwerpunkt Hämatologie und Internistische Onkologie

Definition: Die Hämatologie und Internistische Onkologie umfaßt die Prophylaxe, Erkennung und konservative Behandlung von Erkrankungen der blutbildenden Organe, der zirkulierenden Blutzellen einschließlich des lymphatischen und monohistiozytären Systems, Bluteiweißkörper, der Gerinnungsstörungen und der Erkrankung des immunologischen Systems sowie der systemischen chemotherapeutischen Behandlung in Zusammenarbeit mit den für das Grundleiden zuständigen Ärzten.

Weiterbildungszeit: 2 Jahre, davon mindestens 1 Jahr im Stationsdienst und 6 Monate im hämatologischen Laboratorium. 1 Jahr der Weiterbildung im Schwerpunkt muß zusätzlich zur Gebietsweiterbildung abgeleistet werden. 1 Jahr kann bei einem niedergelassenen Arzt abgeleistet werden.

Inhalt und Ziel der Weiterbildung: Physiologie und Pathophysiologie der Blutbildung, des Blutabbaus, der Blutgerinnung und der Fibrinolyse, der Ätiologie, Pathogenese, Symptomatologie, Diagnostik und Therapie der primären und sekundären Erkrankungen des Blutes, der blutbildenden Organe, des lymphatischen Systems und der malignen Tumoren, hunoraler und zellulärer Immundefekte sowie der hämorrhagischen Diathesen und Hyperkoagulopathien.

15.C.5 Schwerpunkt Kardiologie

Definition: Die Kardiologie umfaßt die Prophylaxe, Erkennung sowie die konservative und interventionelle Behandlung der Herz-Kreislauf-Erkrankungen.

Weiterbildungszeit: 2 Jahre, davon mindestens 11/2 Jahr im Stationsdienst. 1 Jahr der Weiterbildung im Schwerpunkt muß zusätzlich zur Gebietsweiterbildung

abgeleistet werden. 1/2 Jahr kann bei einem niedergelassenen Arzt abgeleistet werden.

Inhalt und Ziel der Weiterbildung: Ätiologie, Pathogenese, Pathophysiologie, Symptomatologie, nichtinvasiver und invasiver Diagnostik, Differentialdiagnostik und konservativen und interventionellen Therapie der Herz- und Kreislauferkrankungen der Sonographie und diagnostischen Radiologie des Schwerpunktes einschließlich des Strahlenschutzes sowie in der Indikationsstellung zu operativen Eingriffen.

15.C.6 Schwerpunkt Nephrologie

Definition: Die Nephrologie umfaßt die Prophylaxe, Erkennung und konservative Behandlung der Nierenkrankheiten.

Weiterbildungszeit: 2 Jahre, davon mindestens 1 Jahr im Stationsdienst und 1/2 Jahr in der Dialyse. 1 Jahr der Weiterbildung im Schwerpunkt muß zusätzlich zur Gebietsweiterbildung abgeleistet werden. 1/2 Jahr der Weiterbildung kann bei einem niedergelassenen Arzt abgeleistet werden.

Inhalt und Ziel der Weiterbildung: Ätiologie, Pathogenese, Pathophysiologie, Symptomatologie, Diagnostik und Therapie der Nierenkrankheiten, der Sonographie und radiologischen Diagnostik des Schwerpunktes einschließlich des Strahlenschutzes der Indikationsstellung zu urologischen und gefäßchirurgischen Eingriffen sowie zur Nierentransplantation.

15.C.7 Schwerpunkt Pneumologie

Definition: Die Pneumologie umfaßt die Prophylaxe, Erkennung und konservative Behandlung der Krankheiten der Lunge, der Bronchien, des Mediastinums und der Pleura.

Weiterbildungszeit: 2 Jahre, davon mindestens 1 Jahr im Stationsdienst. 1 Jahr der Weiterbildung im Schwerpunkt muß zusätzlich zur Gebietsweiterbildung abgeleistet werden. 1 Jahr der Weiterbildung kann bei einem niedergelassenen Arzt abgeleistet werden.

Inhalt und Ziel der Weiterbildung: Ätiologie, Pathogenese, Pathophysiologie, Symptomatologie, Diagnostik und Therapie der Krankheiten der Lunge, der Bronchien, des Mediastinums und der Pleura einschließlich der Röntgendiagnostik des Schwerpunktes und des Strahlenschutzes, der schwerpunktbezogenen endoskopischen Verfahren und der Biopsie sowie der Indikationsstellung zur weiterführenden Diagnostik, zur operativen und Strahlenbehandlung.

15.C.8 Schwerpunkt Rheumatologie

Definition: Die Rheumatologie umfaßt die Prophylaxe, Erkennung und konservative Behandlung bei rheumatischen Erkrankungen einschließlich der Nachbehandlung und Rehabilitation.

Weiterbildungszeit: 2 Jahre, davon mindestens 1 Jahr im Stationsdienst. Angerechnet werden können 1/2 Jahr Weiterbildung in Kinderheilkunde (kinderrheumatologische Abteilung) oder im Schwerpunkt Rheumatologie des Gebietes Orthopädie oder 6 Monate Tätigkeit in einer physikalisch-therapeutischen Abteilung. 1 Jahr der Weiterbildung im Schwerpunkt muß zusätzlich zur Gebietsweiterbildung abgeleistet werden. 1 Jahr der Weiterbildung kann bei einem niedergelassenen Arzt abgeleistet werden.

Inhalt und Ziel der Weiterbildung: Diagnostik, Sonographie und diagnostischen Radiologie des Schwerpunktes einschließlich des Strahlenschutzes, der konservativen Therapie bei rheumatischen Erkrankungen sowie der physikalischen Therapie, der Nachbehandlung und Rehabilitation.

16. Kinderchirurgie

Definition: Die Kinderchirurgie umfaßt die Erkennung, operative und konservative Behandlung und Nachsorge von chirurgischen Erkrankungen, Fehlbildungen, Organtumoren, Verletzungen und Unfallfolgen des Kindesalters einschließlich der pränatalen Chirurgie.

Weiterbildungszeit: 6 Jahre, davon

- 1 Jahr Kinderheilkunde
- 6 Monate in der nichtspeziellen kinderchirurgischen Intensivmedizin.
- 4 1/2 Jahre Weiterbildung in Kinderchirurgie. Angerechnet werden können auf bis zu 1 Jahr in Anästhesiologie oder Anatomie oder Chirurgie oder Neurochirurgie oder Orthopädie oder Pathologie oder Urologie. 1 Jahr der Weiterbildung kann bei einem niedergelassenen Arzt abgeleistet werden.

Inhalt und Ziel der Weiterbildung: Diagnostik und Differentialdiagnostik einschließlich der instrumentellen Untersuchungsverfahren, der Indikationsstellung und Durchführung der operativen und konservativen Behandlung chirurgischer Erkrankungen, Fehlbildungen und Verletzungen des Kindesalters einschließlich der selbständigen Durchführung der Operationen des Gebietes der Röntgendiagnostik einschließlich des Strahlenschutzes, in der sonographischen Diagnostik, in den Verfahren der Herz-Lungen-Wiederbelebung, der Schocktherapie sowie der Lokal- und Regionalanästhesie beim Kind.

16.A.1 Fachkunde in Laboruntersuchungen in Kinderchirurgie
Mindestdauer der Weiterbildung: 1/2 Jahr

16.B.1 Fakultative Weiterbildung in der Speziellen Kinderchirurgischen Intensivmedizin

Definition: Die Spezielle Kinderchirurgische Intensivmedizin umfaßt die Intensivüberwachung und -behandlung von kinderchirurgischen Patienten, deren Vital- oder Organfunktionen in lebensbedrohlicher Weise gestört sind und durch intensive therapeutische Verfahren unterstützt oder aufrechterhalten werden müssen.

Weiterbildungszeit: 2 Jahre. 1 1/2 Jahre der Weiterbildung in der Speziellen Kinderchirurgischen Intensivmedizin müssen zusätzlich zur Gebietsweiterbildung abgeleistet werden. Angerechnet werden können 6 Monate Intensivmedizin während der Weiterbildung in der Kinderchirurgie.

Inhalt und Ziel der Weiterbildung: Theoretische Grundlagen und praktische Durchführung der Intensivüberwachung und Intensivbehandlung des Gebietes einschließlich der Behandlungsverfahren, Ernährungsregimes und speziellen intensivmedizinischen Verfahren des Gebietes.

17. Kinderheilkunde

Definition: Die Kinderheilkunde umfaßt die Erkennung und Behandlung aller körperlichen, seelischen Erkrankungen und Reifungsstörungen des Kindes von der Geburt bis zum Abschluß seiner somatischen Entwicklung einschließlich Prävention, Schutzimpfungen, nichtspezielle pädiatrische Intensivmedizin und Sozialpädiatrie.

Weiterbildungszeit: 5 Jahre, davon
- 6 Monate in der nichtspeziellen pädiatrischen Intensivmedizin.

- Mindestens 31/2 Jahre im Stationsdienst. Angerechnet werden können 1 Jahr Weiterbildung in Kinderchirurgie oder Kinder- und Jugendpsychiatrie und -psychotherapie oder im Schwerpunkt Kinderradiologie des Gebietes Diagnostische Radiologie oder 1/2 Jahr Weiterbildung in Anästhesiologie oder Anatomie oder Biochemie oder Diagnostische Radiologie oder Frauenheilkunde und Geburtshilfe oder Hals-Nasen-Ohrenheilkunde oder Haut- und Geschlechtskrankheiten oder Humangenetik oder Hygiene und Präventive Umweltmedizin oder Innere Medizin oder Klinische Pharmakologie oder Mikrobiologie und Infektionsepidemiologie oder Neurologie oder Orthopädie oder Pathologie oder Pharmakologie und Toxikologie oder Psychiatrie und Psychotherapie oder Strahlentherapie oder bis zu 6 Monate Tätigkeit in Immunologie. Die Anrechnungsfähigkeit entfällt, wenn insgesamt 1 Jahr im Schwerpunkt Kinderkardiologie abgeleistet wurde. Auf die Mindestweiterbildungszeit im Gebiet werden Weiterbildungszeiten im Schwerpunkt Nr. 17.C.1 von nicht mehr als einem Jahr, im Schwerpunkt Nr. 17.C.2 nicht mehr als ein 1/2 Jahr angerechnet. 1 Jahr Weiterbildung kann bei einem niedergelassenen Arzt abgeleistet werden.

Inhalt und Ziel der Weiterbildung: Beurteilung der körperlichen, sozialen, psychischen und intellektuellen Entwicklung des Kindes, der Ätiologie, Pathogenese, Pathophysiologie, Symptomatologie, Diagnostik, Differentialdiagnostik, Therapie und Prävention der angeborenen und im Kindesalter auftretenden Störungen und Erkrankungen einschließlich der Behandlung von Früh- und Neugeborenen, in der Rehabilitation sowie in den gebietsbezogenen Laboratoriumsuntersuchungen, in der Sonographie, in der Deutung von Röntgenbildern des Gebietes und in allergologischen Untersuchungsverfahren. Vermittlung und Erwerb von Kenntnissen über medizinische Genetik, Elektroenzephalographie und Echokardiographie und die weiterfuhrende Lungenfunktionsdiagnostik.

17.A.1 Fachkunde in Laboruntersuchungen in der Kinderheilkunde
Mindestdauer der Weiterbildung: 1 Jahr
17.B.1 Fakultative Weiterbildung in der Speziellen Pädiatrischen Intensivmedizin
Definition: Die Spezielle Pädiatrische Intensivmedizin umfaßt die Intensivüberwachung und Intensivbehandlung von pädiatrischen Patienten, deren Vitalfunktionen oder Organfunktionen in lebensbedrohlicher Weise gestört sind und durch intensive therapeutische Verfahren unterstützt oder aufrechterhalten werden müssen.
Weiterbildungszeit: 2 Jahre. 1 1/2 Jahre der Weiterbildung in der Speziellen Pädiatrischen Intensivmedizin müssen zusätzlich zur Gebietsweiterbildung abgeleistet werden. Angerechnet werden können 6 Monate Intensivmedizin während der Weiterbildung im Gebiet Kinderheilkunde.
Inhalt und Ziel der Weiterbildung: Theoretische Grundlagen und praktische Durchführung der Intensivüberwachung und Intensivbehandlung des Gebietes einschließlich der Behandlungsverfahren, Ernährungsregimes und speziellen intensivmedizinischen Verfahren des Gebietes.
17.C.1 Schwerpunkt Kinderkardiologie
Definition: Die Kinderkardiologie umfaßt die Erkennung und konservative Behandlung der Herz- und Kreislauferkrankungen des Kindes von der Geburt bis zum Abschluß seiner somatischen Entwicklung.

Weiterbildungszeit: 2 Jahre, davon mindestens 1 1/2 Jahre im Stationsdienst. 1 Jahr der Weiterbildung im Schwerpunkt muß zusätzlich zur Gebietsweiterbildung abgeleistet werden.
Inhalt und Ziel der Weiterbildung: Ätiologie, Pathogenese, Pathophysiologie, Symptomatologie, Diagnostik, Differentialdiagnostik und Therapie der funktionellen und organisch bedingten angeborenen und erworbenen Störungen des Herzens und des Kreislaufes, den invasiven und nichtinvasiven kardiovaskulären Funktionsuntersuchungen, der Sonographie und Röntgendiagnostik des Schwerpunktes einschließlich des Strahlenschutzes sowie der Indikationssstellung zu operativen Eingriffen.
17.C.2 Schwerpunkt Neonatologie
Definition: Die Neonatologie umfaßt die Physiologie und Pathophysiologie der postnatalen Adaptation und der Unreife die Behandlung von Frühgeborenen und Neugeborenen mit schweren Adaptationsstörungen.
Weiterbildungszeit: 2 Jahre. 1 Jahr der Weiterbildung muß zusätzlich zur Gebietsweiterbildung abgeleistet werden. Angerechnet werden können 1/2 Jahr Weiterbildung im Gebiet Anästhesiologie oder Frauenheilkunde und Geburtshilfe.
Inhalt und Ziel der Weiterbildung: Theoretische Grundlagen und praktische Durchführung der Neonatologie einschließlich der Behandlungsverfahren und Ernährungsregimes des Gebietes.

18. Kinder- und Jugendpsychiatrie und -psychotherapie
Definition: Die Kinder- und Jugendpsychiatrie und -psychotherapie umfaßt die Erkennung, nichtoperative Behandlung, Prävention und Rehabilitation bei psychischen, psychosomatischen, entwicklungsbedingten und neurologischen Erkungen oder Störungen sowie bei psychischen und sozialen Verhaltensauffälligkeiten im Kindes- und Jugendalter.

Weiterbildungszeit: 5 Jahre, davon
- 1 Jahr Kinderheilkunde oder Psychiatrie und Psychotherapie. Angerechnet werden kann 1/2 Jahr Weiterbildung in der Neurologie.
- 4 Jahre Kinder- und Jugendpsychiatrie und -psychotherapie davon mindestens 2 Jahre im Stationsdienst. 2 Jahre der Weiterbildung können bei einem niedergelassenen Arzt abgeleistet werden.
Inhalt und Ziel der Weiterbildung: Theoretische Grundlagen, der Diagnostik und Differentialdiagnostik psychischer Erkrankungen des Kindes-, Jugend- und Heranwachsendenalters, einschließlich neurologischer Untersuchungen sowie in der Differentialdiagnostik psychiatrischer Krankheitsbilder und Störungen, in der Pharmakotherapie, der Psychotherapie und der Soziotherapie von Kindern und Jugendlichen, auch unter Einbeziehung der erwachsenen Bezugspersonen. Neurologie des Kindes- und Jugendalters.

19. Klinische Pharmakologie

Definition: Die Klinische Pharmakologie umfaßt die Erprobung und Überwachung der Arzneimittelanwendung am gesunden und kranken Menschen, die Prüfung der Pharmakokinetik und Pharmakodynamik unter Berücksichtigung von Lebensalter, pathophysiologischen Besonderheiten, Applikationsformen und Wechselwirkungen bei der Anwendung verschiedener Pharmaka, Erkennung von Nebenwirkungen und Intoxikationen durch Medikamente einschließlich Beratung des behandelnden Arztes sowie der Gesundheitsbehörde.
Weiterbildungszeit: 5 Jahre, davon
- 4 Jahre Klinische Pharmakologie, davon mindestens 2 Jahre in enger Verbindung mit klinischen Abteilungen, davon 1 Jahr im Stationsdienst. Angerechnet werden können bis zu 1 Jahr Weiterbildung in Anästhesiologie oder Chirurgie oder Frauenheilkunde und Geburtshilfe oder Innere Medizin oder Kinderheilkunde oder Psychiatrie und Psychotherapie. 1 Jahr Pharmakologie und Toxikologie, vorzugsweise an einem experimentell-pharmako-

logischen Institut. 1 Jahr der Weiterbildung kann bei einem niedergelassenen Arzt abgeleistet werden.
Inhalt und Ziel der Weiterbildung: Wirkungsanalysen von Arzneimitteln am Menschen und die klinische Prüfung (Phase I - IV), über die Bewertung von Arzneimitteln nach dem Arzneimittelgesetz in Zusammenarbeit mit dem behandelnden Arzt, einschließlich der pharmakologischen und klinischen Grundlagen sowie in der Beratung der arzneimitteltherapeutischen Fragen und bei Vergiftungen einschließlich der Durchführung von Arzneimittelbestimmungen in Körperflüssigkeiten des Menschen zur Steuerung der Therapie, der Arzneimittelepidemiologie, der Erfassung und Bewertung von unenvünschten Arzneimittelwirkungen.

20. Laboratoriumsmedizin

Definition: Die Laboratoriumsmedizin umfaßt die Beratung und Unterstützung der in der Vorsorge und in der Krankenbehandlung tätigen Ärzte bei der Erkennung von Krankheiten und ihren Ursachen, bei der Überwachung des Krankheitsverlaufes, bei der Bewertung therapeutischer Maßnahmen durch die Anwendung und Beurteilung morphologischer, chemischer, physikalischer, immunologischer, biochemischer, molekularbiologischer und mikrobiologischer Untersuchungsverfahren von Körpersäften, ihrer morphologischen Bestandteile sowie Ausscheidungs- und Sekretionsprodukten zur Erkennung physiologischer Eigenschaften und krankhafter Zustände sowie zur Verlaufskontrolle einschließlich der dazu erforderlichen Funktionsprüfungen und diagnostischen Eingriffe.
Weiterbildungszeit: 5 Jahre, davon
- 1 Jahr Innere Medizin. Angerechnet werden kann 1/2 Jahr Weiterbildung in der Kinderheilkunde.
- 4 Jahre im Gebiet Laboratoriumsmedizin, davon mindestens 12 Monate in der medizinischen Mikrobiologie, 12 Monate in der medizinischen Immunologie, 12 Monate in der klinischen Chemie.

3 Jahre der Weiterbildung können bei einem niedergelassenen Arzt abgeleistet werden.

Inhalt und Ziel der Weiterbildung: Theoretische, medizinische, physikalischeund chemische Grundlagen des Gebietes, Routineverfahren der klinischen Chemie, Biochemie, Molekularbiologie, der medizinischen Phy-sik, der medizinischen Mikroskopie, der medizinischen Mikrobiologie, der medizinischen Immunologie und Blutgruppenserologie. Spezialisierte Untersuchungsmethoden der Laboratoriumsmedizin einschließlich nuklearmedizinischer Laboratoriumsuntersuchungen.

21. Mikrobiologie und Infektionsepidemiologie

Definition: Die Mikrobiologie und Infektionsepidemiologie umfaßt die Laboratoriumsdiagnostik mikrobiell bedingter Erkrankungen und die Aufklärung ihrer epidemiologischen Zusammenhänge und Ursachen, die Unterstützung der in der Vorsorge, in der Krankenbehandlung und im Öffentlichen Gesundheitsdienst tätigen Ärzte bei der Diagnose von Infektionskrankheiten, ihrer Prophylaxe und Bekämpfung sowie bei der mikrobiologischen Bewertung antimikrobieller Substanzen.

Weiterbildungszeit: 5 Jahre, davon

- 1 Jahr im Stationsdienst in Chirurgie oder Innere Medizin oder Kinderheilkunde.

- 4 Jahre Mikrobiologie und Infektionsepidemiologie. Angerechnet werden können bis zu 1 Jahr Weiterbildung in Hygiene und Präventive Umweltmedizin.

2 Jahre der Weiterbildung können bei einem niedergelassenen Arzt abgeleistet werden.

Inhalt und Ziel der Weiterbildung: Prophylaxe und Epidemiologie von Infektionskrankheiten und ihren Folgezuständen, in den theoretischen Grundlagen und diagnostischen Verfahren der Bakteriologie, Virologie, Parasitologie, Mykologie, Serologie und Immunologie von Infektionskrankheiten und der mikrobiologischen Bewertung therapeutischer und desinfizierender Substanzen, in der Erkennung, Prophylaxe und Bekämpfung von Krankenhausinfektionen, in Zusammenarbeit mit Ärzten der klinischen Abteilungen.

22. Mund-Kiefer-Gesichtschirurgie

Definition: Die Mund-Kiefer-Gesichtschirurgie umfaßt die Erkennung, die konservative und chirurgische Behandlung, die Prävention und die Rehabilitation der Erkrankungen, Verletzungen, Frakturen, Fehlbildungen und Formveränderungen, die vom Zahn, vom Zahnhalteapparat, von den Alveolarfortsätzen und vom harten Gaumen ausgehen, der beiden Kiefer, einschließlich chirurgischer Kieferorthopädie, des Gaumens, der Lippen, des Naseneinganges, des Oberkiefers und des Jochbeins (Reposition und Fixation), des Unterkiefers einschließlich des Kiefergelenkes, der vorderen 2/3 der Zunge, der Mundhöhlenwandungen, der Glandula submandibularis sowie der Weichteile des Gesichtsschädels, der Glandula parotis, der Lymphknoten, alles im Zusammenhang mit den vorgenannten Erkrankungen, der gebietsbezogenen Nerven, die Korrekturen des Mundes und des Mundbodens sowie der Biß- und Kaufunktion, die Eingliederungvon Resektionsprothesen und anderer prothetischer und orthopädischer Hilfsmittel, die gebietsbezogene Implantologie, die Wiederherstellende und Plastische Chirurgie der vorstehend aufgeführten Bereiche.

Weiterbildungszeit: 4 Jahre, davon mindestens 21/2 Jahre im Stationsdienst. Angerechnet werden können bis zu 1 Jahr Weiterbildung in Chirurgie oder 1/2 Jahr Weiterbildung in Anästhesiologie oder Anatomie oder Hals-Nasen-Ohrenheilkunde oder Neurochirurgie. 1 Jahr der Weiterbildung kann bei einem niedergelassenen Arzt abgeleistet werden.

Inhalt und Ziel der Weiterbildung: Entwicklungsgeschichte, Anatomie, Ätiologie, Symptomatologie, Diagnostik, Differentialdiagnostik und Therapie der Krankheiten des Gebietes einschließlich der radiologischen Diagnostik des Gebietes und des Strahlenschutzes sowie der gebietsbezogenen Sonographie, der Onkologie und Implantologie des Gebietes, den Narkoseverfahren des Gebietes, in der Herz-Lungen-Wiederbelebung und der Schockbehandlung und der selbständigen Durchführung der üblichen Operationen. Vermittlung und Erwerb von Kenntnissen über Indikation und Anwendung chirurgisch-prothetischer und orthopädischer Hilfsmittel und Maßnahmen.

22.A.1 Fachkunde in Laboruntersuchungen in der Mund-Kiefer-Gesichtschirurgie
Mindestdauer der Weiterbildung: 1/2 Jahr

23. Nervenheilkunde
Definition: Die Nervenheilkunde umfaßt die Diagnostik, Prävention, nichtoperative Therapie und Rehabilitation bei Erkrankungen des zentralen, peripheren und vegetativen Nervensystems sowie bei psychischen Erkrankungen oder Störungen.
Weiterbildungszeit: 6 Jahre, davon
- 3 Jahre Neurologie, davon mindestens 2 Jahre im Stationsdienst. Angerechnet werden können 1 Jahr Weiterbildung in Innere Medizin oder 1/2 Jahr Weiterbildung in Neurochirurgie oder Neuropathologie oder 6 Monate Tätigkeit in Neurophysiologie.
- 3 Jahre Psychiatrie und Psychotherapie, davon mindestens 2 Jahre im Stationsdienst. Angerechnet werden können 1 Jahr Weiterbildung in Kinder- und Jugendpsychiatrie und -psychotherapie oder 6 Monate Tätigkeit in Medizinpsychologie. 2 Jahre der Weiterbildung können bei einem niedergelassenen Arzt abgeleistet werden.
Inhalt und Ziel der Weiterbildung: Theoretische Grundlagen der Diagnostik und Therapie neurologischer und psychischer Erkrankungen und Störungen. Vermittlung und Erwerb von Kenntnissen über die Durchführung von Psychotherapie.
23.A.1 Fachkunde in Laboruntersuchungen in der Nervenheilkunde

Mindestdauer der Weiterbildung: 1/2 Jahr
23.B.1 Fakultative Weiterbildung Klinische Geriatrie
Definition: Die Klinische Geriatrie umfaßt Prävention, Erkennung, Behandlung und Rehabilitation körperlicher und seelischer Erkrankungen im biologisch fortgeschrittenen Lebensalter, die in besonderem Maße zu dauernden Behinderungen und dem Verlust der Selbständigkeit führen, unter Anwendung der spezifischen geriatrischen Methodik in stationären Einrichtungen mit dem Ziel der Wiederherstellung größtmöglicher Selbständigkeit.
Weiterbildungszeit: 2 Jahre. 1 1/2 Jahre der Weiterbildung in der Klinischen Geriatrie müssen zusätzlich zur Gebietsweiterbildung abgeleistet werden.
Inhalt und Ziel der Weiterbildung: Ätiologie, Pathogenese, Pathophysioiogie und Symptomatologie von Erkrankungen und Behinderungen des höheren Lebensalters.

24. Neurochirurgie
Definition: Die Neurochirurgie umfaßt die Erkennung und operative Behandlung von Erkrankungen, Verletzungen und Fehlbildungen des zentralen Nervensystems und seiner Hüllen, des peripheren und vegetativen Nervensystems sowie die entsprechenden Voruntersuchungen, konservativen Behandlungsverfahren und die Rehabilitation.
Weiterbildungszeit: 6 Jahre, davon
- 6 Monate in der nichtspeziellen neurochirurgischen Intensivmedizin.
- Mindestens 4 Jahre im Stationsdienst. Angerechnet werden können bis zu 1 Jahr Weiterbildung in Chirurgie oder Neurologie oder Neuropathologie oder im Schwerpunkt Neuroradiologie des Gebietes Diagnostische Radiologie oder Orthopädie oder 1/2 Jahr Weiterbildung in Anästhesiologie oder Anatomie oder Augenheilkunde oder HalsNasen-Ohrenheilkunde. Angerechnet werden können bis zu 12 Monate Tätigkeit in Neuroanatomie oder Neurophysiologie.

1 Jahr der Weiterbildung kann bei einem niedergelassenen Arzt abgeleistet werden.
Inhalt und Ziel der Weiterbildung: Neurologie, Neuroanatomie Neuropathologie, Neurophysiologie und allgemeine Psychopathologie, spezifische Untersuchungsmethoden des Gebietes einschließlich Elektroenzephalographie und Elektromyographie, Diagnostik und Differentialdiagnostik von intrakraniellen und spinalen Fehlbildungen und Erkrankungen, Verletzungen, Tumoren und anderen Erkrankungen der peripheren Nerven, des vegetativen Nervensystems und des endokrinen Systems, operativen Diagnostik, konservative und operative Behandlung neurochirurgischer Erkrankungen und Verletzungen, einschließlich der selbständigen Durchführung der üblichen Operationen. Strahlentherapie einschließlich Strahlenschutz, Neuroophthalmologie, Neurootologie und Neuroorthopädie, Neuroradiologie sowie die Narkoseverfahren des Gebietes.

24.A.1 Fachkunde in Laboruntersuchungen in der Neurochirurgie
Mindestdauer der Weiterbildung: 1/2 Jahr

24.B.1 Fakultative Weiterbildung in der Speziellen Neurochirurgischen Intensivmedizin
Definition: Die Spezielle Neurochirurgische Intensivmedizin umfaßt die Intensivüberwachung und Intensivbehandlung von neurochirurgischen Patienten, deren Vitalfunktionen oder Organfunktionen in lebensbedrohlicher Weise gestört sind und durch intensive therapeutische Verfahren unterstützt oder aufrechterhalten werden müssen.
Weiterbildungszeit: 2 Jahre. 11/2 Jahre der Weiterbildung in der Speziellen Neurochirurgischen Intensivmedizin müssen zusätzlich zur Gebietsweiterbildung abgeleistet werden.
Angerechnet werden können 6 Monate Intensivmedizin während der Weiterbildung im Gebiet Neurochirurgie.
Inhalt und Ziel der Weiterbildung: Theoretische Grundlagen und der praktische Durchführung der Intensivüberwachung und Intensivbehandlung des Gebietes

einschließlich der Behandlungsverfahren, Ernährungsregimes und speziellen intensivmedizinischen Verfahren des Gebietes.

25. Neurologie
Definition: Die Neurologie umfaßt die Erkennung, nichtoperative Behandlung, Prävention und Rehabilitation bei Erkrankungen des zentralen, peripheren und vegetativen Nervensystems, der Muskulatur einschließlich der Myopathien und Myositiden.
Weiterbildungszeit: 5 Jahre, davon
- 1 Jahr Psychiatrie und Psychotherapie.
- 4 Jahre Neurologie, davon 6 Monate in der nichtspeziellen neurologischen Intensivmedizin. Mindestens 2 Jahre im Stationsdienst. Angerechnet werden können bis zu 1 Jahr Weiterbildung in Innere Medizin oder Neurochirurgie oder im Schwerpunkt Neuroradiologie des Gebietes Diagnostische Radiologie oder 1/2 Jahr Weiterbildung in Anatomie oder bis zu 12 Monate Tätigkeit in Neuroanatomie oder Neurophysiologie. Für die Anerkennung als Neurologe sollte das 1 Jahr Psychiatrie und Psychotherapie bei einem mindestens für 2 Jahre befugten Arzt abgeleistet werden.
1 Jahr der Weiterbildung kann bei einem niedergelassenen Arzt abgeleistet werden.
Inhalt und Ziel der Weiterbildung: Theoretische Grundlagen, Diagnostik, Differentialdiagnostik und Therapie neurologischer Krankheitsbilder und Defektzustände sowie in der Neuroradiologie einschließlich des Strahlenschutzes, der gebietsbezogenen Sonographie und der Elektrodiagnostik des Gebietes sowie in soziotherapeutischen Maßnahmen einschließlich Nachsorge und Rehabilitation. Psychiatrie und Psychotherapie, theoretische Grundlagen der Strahlenbiologie und Isotopenphysik sowie der Isotopendiagnostik und der MRT.

25.A.1 Fachkunde in Laboruntersuchungen in der Neurologie
Mindestdauer der Weiterbildung: 1/2 Jahr

25.B.1 Fakultative Weiterbildung Klinische Geriatrie

Definition: Die Klinische Geriatrie umfaßt Prävention, Erkennung, Behandlung und Rehabilitation körperlicher und seelischer Erkrankungen im biologisch fortgeschrittenen Lebensalter, die in besonderem Maße zu dauernden Behinderungen und dem Verlust der Selbständigkeit führen, unter Anwendung der spezifischen geriatrischen Methodik in stationären Einrichtungen mit dem Ziel der Wiederherstellung größtmöglicher Selbständigkeit.

Weiterbildungszeit: 2 Jahre. 1 1/2 Jahre der Weiterbildung in der Klinischen Geriatrie müssen zusätzlich zur Gebietsweiterbildung abgeleistet werden.

Inhalt und Ziel der Weiterbildung: Ätiologie, Pathogenese, Pathophysiologie und Symptomatologie von Erkrankungen und Behinderungen des höheren Lebensalters.

25.B.2 Fakultative Weiterbildung in der Speziellen Neurologischen Intensivmedizin

Definition: Die Spezielle Neurologische Intensivmedizin umfaßt die Intensivüberwachung und Intensivbehandlung von neurologischen Patienten, deren Vitalfunktionen oder Organfunktionen in lebensbedrohlicher Weise gestört sind und durch intensive therapeutische Verfahren unterstützt oder aufrechterhalten werden müssen.

Weiterbildungszeit: 2 Jahre. 1 1/2 Jahre der Weiterbildung in der Speziellen Neurologischen Intensivmedizin müssen zusätzlich zur Gebietsweiterbildung abgeleistet werden. Angerechnet werden können 6 Monate Intensivmedizin während der Weiterbildung in der Neurologie.

Inhalt und Ziel der Weiterbildung: Theoretische Grundlagen und praktische Durchführung der Intensivüberwachung und Intensivbehandlung des Gebietes einschließlich der Behandlungsverfahren, Ernährungsregimes und speziellen intensivmedizinischen Verfahren des Gebietes.

26. Neuropathologie

Definition: Die Neuropathologie umfaßt die Beratung und Unterstützung der in Vorsorge und Krankenbehandlung tätigen Ärzte bei der Erkennung der Krankheiten des Nervensystems und der Skelettmuskulatur sowie ihrer Ursachen, bei der Überwachung des Krankheitsverlaufes und bei der Bewertung therapeutischer Maßnahmen durch die Beurteilung übersandten morphologischen Untersuchungsgutes oder durch die Obduktion des Nervensystems, auch bei versicherungsmedizinischen Zusammenhangsfragen.

Weiterbildungszeit: 6 Jahre, davon
- 3 Jahre Neuropathologie.
- 2 Jahre Pathologie.
- 1 Jahr Anatomie oder Neurochirurgie oder Neurologie oder im Schwerpunkt Neuroradiologie des Gebietes Diagnostische Radiologie oder Psychiatrie und Psychotherapie oder 1 Jahr Tätigkeit in Neuropädiatrie.

1 Jahr der Weiterbildung kann bei einem niedergelassenen Arzt abgeleistet werden.

Inhalt und Ziel der Weiterbildung: Obduktionstätigkeit, insbesondere auf dem Gebiet des zentralen und peripheren Nervensystems und der Skelettmuskulatur, in der Herrichtung und diagnostischen Auswertung neurohistologischer, histochemischer, elektronenmikroskopischer und neurozytologischer Präparate.

27. Nuklearmedizin

Definition: Die Nuklearmedizin umfaßt die Anwendung radioaktiver Substanzen und kernphysikalischer Verfahren in der Medizin zur Funktions- und Lokalisationsdiagnostik sowie offener Radionuklide in der Therapie und den Strahlenschutz mit seinen physikalischen, biologischen und medizinischen Grundlagen.

Weiterbildungszeit: 5 Jahre, davon
- 4 Jahre Nuklearmedizin, 1 Jahr Weiterbildung im Stationsdienst. Angerechnet werden kann bis zu 1 Jahr Weiterbildung in Diagnostischer Radiologie.

2 Jahre der Weiterbildung können bei

einem niedergelassenen Arzt abgeleistet werden.

Inhalt und Ziel der Weiterbildung: Meßtechnik, elektronische Ausrüstung, Befundanalyse und Datenverarbeitung, Radiochemie und Radiopharmakologie, Präparation und Markierung von körpereigenen Substraten, Diagnostikund Therapieplanung sowie Nachsorge, Auswahl der Mittel zur Reduktion der Strahlenbelastung, Strahlenschutz des Personals, Strahlenschutzmeßtechnik und Abfallbeseitigung und in der Anwendung aller nuklearmedizinischen, diagnostischen und therapeutischen Methoden sowie der Sonographie, soweit sie zur Vermeidung oder Ergänzung nuklearmedizinischer Untersuchungen indiziert ist. Magnetresonanz und radiologisch-diagnostische Untersuchungen.

28. Öffentliches Gesundheitswesen

Die Anerkennung für das Gebiet Öffentliches Gesundheitswesen wird nach Maßgabe der entsprechenden staatlichen Vorschriften erteilt.

29. Orthopädie

Definition: Die Orthopädie umfaßt die Prävention, Erkennung und Behandlung von angeborenen und erworbenen Formveränderungen und Funktionsstörungen, Erkrankungen, Verletzungen und Verletzungsfolgen der Stütz- und Bewegungsorgane und die Rehabilitation.

Weiterbildungszeit: 6 Jahre, davon
- 1 Jahr Chirurgie. Angerechnet werden können 1/2 Jahr Weiterbildung in Anästhesiologie oder Anatomie oder Neurochirurgie.
- 5 Jahre Orthopädie, davon mindestens 4 Jahre im Stationsdienst. Angerechnet werden können 1/2 Jahr Weiterbildung in Innere Medizin oder Neurologie oder Pathologie.

Das letzte Jahr der Weiterbildung muß in der Orthopädie abgeleistet werden. Auf die Mindestweiterbildungszeit werden Weiterbildungszeiten im Schwerpunkt 29.C.1

von nicht mehr als 1 Jahr angerechnet. 1 Jahr der Weiterbildung kann bei einem niedergelassenen Arzt abgeleistet werden.

Inhalt und Ziel der Weiterbildung: Diagnostik und Therapie von Krankheiten, Verletzungen und Verletzungsfolgen der Stütz- und Bewegungsorgane sowie ihrer Verlaufsformen einschließlich der pathophysiologischen und pathologisch-anatomischen Grundlagen, der Biomechanik, speziellen Untersuchungsverfahren und bildgebenden Verfahren des Gebietes einschließlich des Strahlenschutzes, den konservativen Behandlungsmethoden, der Herz-Lungen-Wiederbelebung und Schockbehandlung, der physikalischen Therapie, der technischen Orthopädie, der gebietsbezogenen Rehabilitation einschließlich der selbständigen Durchführung der üblichen nichtspeziellen orthopädischen Operationen, sowie der gebietsbezogenen Laboruntersuchungen. Vermittlung und Erwerb von Kenntnissen über die kleine und mittlere Chirurgie, die chirurgische Intensivmedizin und die Narkoseverfahren des Gebietes.

29.A.1 Fachkunde in Laboruntersuchungen in der Orthopädie

Mindestdauer der Weiterbildung: 1/2 Jahr

29.B.1 Fakultative Weiterbildung Spezielle Orthopädische Chirurgie

Definition: Die Spezielle Orthopädische Chirurgie umfaßt die Operationen höherer Schwierigkeitsgrade bei angeborenen und erworbenen Formveränderungen und Funktionsstörungen sowie Erkrankungen, Verletzungen und Verletzungsfolgen der Stütz- und Bewegungsorgane.

Weiterbildungszeit: 2 Jahre. Mindestens 1 Jahr im Stationsdienst. 1 Jahr der Weiterbildung in der speziellen orthopädischen Chirurgie muß zusätzlich zur Gebietsweiterbildung abgeleistet werden. Angerechnet werden kann 1 Jahr orthopädische Chirurgie während der Weiterbildung im Gebiet Orthopädie.

Inhalt und Ziel der Weiterbildung: Spezielle Orthopädische Chirurgie einschließlich der Vor- und Nachsorge sowie der

Rehabilitation nach speziellen orthopädisch-chirurgischen Eingriffen.

29.C.1 Schwerpunkt Rheumatologie

Definition: Die Rheumatologie umfaßt die Diagnostik und operative Therapie bei rheumatischen Erkrankungen sowie die physikalische Therapie und Rehabilitation.

Weiterbildungszeit: 2 Jahre. Mindestens 1 Jahr im Stationsdienst. Angerechnet werden können 1/2 Jahr Weiterbildung im Schwerpunkt Rheumatologie des Gebietes Innere Medizin oder 6 Monate Tätigkeit in einer physikalisch-therapeutischen Abteilung. 1 Jahr der Weiterbildung im Schwerpunkt muß zusätzlich zur Gebietsweiterbildung abgeleistet werden.

Inhalt und Ziel der Weiterbildung: Diagnostik und operativen Therapie bei rheumatischen Erkrankungen einschließlich der selbständigen Durchführung der Operationen des Schwerpunktes, der physikalischen Therapie und Rehabilitation.

30. Pathologie

Definition: Die Pathologie umfaßt die Beratung und Unterstützung der in der Vorsorge und in der Krankenbehandlung tätigen Ärzte bei der Erkennung von Krankheiten und ihren Ursachen, bei der Überwachung des Krankheitsverlaufes, bei der Bewertung therapeutischer Maßnahmen durch die Beurteilung übersandten morphologischen Untersuchungsguts oder durch Obduktion, auch bei versicherungsmedizinischen Zusammenhangsfragen.

Weiterbildungszeit: 6 Jahre, davon
- 5 Jahre Pathologie. Angerechnet werden können bis zu 1 Jahr Weiterbildung in Anatomie oder Neuropathologie oder Rechtsmedizin.
- 1 Jahr ist in Anästhesiologie oder Augenheilkunde oder Chirurgie oder Frauenheilkunde und Geburtshilfe oder Hals-Nasen-Ohrenheilkunde oder Haut- und Geschlechtskrankheiten oder Innere Medizin oder Kinderheilkunde oder Klinische Pharmakologie oder Mund-Kiefer-Ge-

sichtschirurgie oder Neurochirurgie oder Neurologie oder Orthopädie oder Urologie abzuleisten.

1 Jahr der Weiterbildung kann bei einem niedergelassenen Arzt abgeleistet werden.

Inhalt und Ziel der Weiterbildung: Pathologische Anatomie, Histopathologie und Zytopathologie zur morphologischen Erkennung von Krankheiten.

Untersuchungsmethoden der Molekularpathologie in der Histopathologie und Zytopathologie.

30.B.1 Fakultative Weiterbildung Molekularpathologie

Definition: Die Molekularpathologie umfaßt die Durchführung molekularbiologischer Untersuchungsmethoden an einem vom Pathologen nach dem entsprechenden mikroskopischen Bild ausgewählten Zell- und Gewebsmaterial.

Weiterbildungszeit: 1 Jahr. Angerechnet werden kann 1/2 Jahr Molekularpathologie während der Weiterbildung im Gebiet Pathologie.

Inhalt und Ziel der Weiterbildung: Theoretische Grundlagen der molekularen Pathologie und praktische Durchführung von Methoden der molekularen Diagnostik an menschlichem Gewebs- und Zellmaterial.

31. Pharmakologie und Toxikologie

Definition: Die Pharmakologie und Toxikologie umfaßt die Erforschung von Arzneimittelwirkungen und Vergiftungen im Tierexperiment und am Menschen einschließlich der Untersuchungen von Resorption, Verteilung, chemischen Veränderungen im Organismus und Elimination, die Mitarbeit bei der Entwicklung und Anwendung neuer Pharmaka sowie bei der Bewertung ihres therapeutischen Nutzens, die Beratung von Arzten in der Arzneitherapie und bei Vergiftungsfällen sowie die Stellungnahme zu pharmakologischen und toxikologischen Fragen.

Weiterbildungszeit: 5 Jahre, davon
- 4 Jahre in der experimentellen Pharmakologie und Toxikologie. Angerechnet werden können bis zu 1 Jahr Weiterbil-

dung in Biochemie oder Mikrobiologie und Infektionsepidemiologie oder Pathologie oder Physiologie oder ein 1/2 Jahr Klinische Pharmakologie oder bis zu 12 Monate Tätigkeit in Biophysik oder Chemie (einschließlich pharmazeutische Chemie) oder physikalischer Chemie oder Physik.

- 1 Jahr klinisch-pharmakologische Forschung.

1 Jahr der Weiterbildung kann bei einem niedergelassenen Arzt abgeleistet werden.

Inhalt und Ziel der Weiterbildung: Theoretische Grundlagen der tierexperimentellen Forschung zur Wirkungsanalyse von Arzneimitteln und Giften, der experimentellen Erzeugung von Krankheitszuständen beim Tier zur Wirkungsanalyse von Pharmaka, den biologischen Test- und Standardisierungsverfahren, den gebräuchlichen Untersuchungsverfahren und Meßmethoden der Pharmakologie. Züchtung, Haltung und Ernährung von Laboratoriumstieren und die Isotopendiagnostik.

32. Phoniatrie und Pädaudiologie

Definition: Die Phoniatrie und Pädaudiologie umfaßt Erkrankungen und Störungen der Stimme, der Sprache und des Sprechens sowie kindliche Hörstörungen auf der Grundlage der anatomischen, physiologischen, diagnostischen und therapeutischen Grundlagen der Hals-Nasen-Ohrenheilkunde und der Neurologie, Psychiatrie und Psychotherapie, Kinderheilkunde und Stomatologie einschließlich Erkenntnissen aus Linguistik, Phonetik, Psychologie, Verhaltenswissenschaften, Pädagogik, Akustik, Kommunikationswissenschaften zur Berücksichtigung der ärztlichen Versorgung von Kranken mit Störungen der Stimme, der Sprache, des Sprechens und kindlicher Hörstörungen.

Weiterbildungszeit: 5 Jahre, davon
- 2 Jahre Hals-Nasen-Ohrenheilkunde.
- 3 Jahre Phoniatrie und Pädaudiologie.

2 Jahre der Weiterbildung können bei einem niedergelassenen Arzt abgeleistet werden.

Inhalt und Ziel der Weiterbildung: Ätiologie, Symptomatologie, Diagnostik, Differentialdiagnostik, Prophylaxe ,Therapie und Rehabilitation bei Stimm-, Sprech-, Sprach- sowie kindlichen Hörstörungen.

33. Physikalische und Rehabilitative Medizin

Definition: Die Physikalische und Rehabilitative Medizin umfaßt die sekundäre Prävention, die Erkennung, fachbezogene Diagnostik, Behandlung und Rehabilitation bei Krankheiten, Schädigungen und deren Folgen mit den Methoden der physikalischen Therapie, der manuellen Therapie, der Naturheilverfahren und der Balneo- und Klimatotherapie sowie die Gestaltung des Rehabilitationsplanes.

Weiterbildungszeit: 5 Jahre, davon
- 3 Jahre Physikalische und Rehabilitative Medizin. Angerechnet werden können bis zu 12 Monaten Tätigkeit in einer Kureinrichtung.
- 1 Jahr Weiterbildung in Chirurgie oder Orthopädie im Stationsdienst. Angerechnet werden können 1/2 Jahr Weiterbildung in Anästhesiologie oder Frauenheilkunde und Geburtshilfe oder HalsNasen-Ohrenheilkunde.
- 1 Jahr Weiterbildung in Innere Medizin oder Neurologie im Stationsdienst. Angerechnet werden kann 1/2 Jahr Weiterbildung in Kinderheilkunde.

1 Jahr der Weiterbildung kann bei einem niedergelassenen Arzt abgeleistet werden.

Inhalt und Ziel der Weiterbildung: Physikalische Grundlagen, physiologische und pathophysiologische Reaktionsmechanismen, therapeutische Wirkungen und praktische Anwendung der Physiotherapiemethoden einschließlich der Funktionsdiagnostik des Gebietes. Vermittlung und Erwerb von Kenntnissen über die Pathogenese Diagnostik, Differentialindikation und Differentialtherapie von Erkrankungen des Bewegungsapparates, des Herz-Kreislauf-Systems, traumatologischer, neurologischer und pädiatrischer Erkrankungen.

34. Physiologie (noch nicht abgeschlossen)
Definition: Die Physiologie umfaßt die normalen Lebensvorgänge einschließlich der Muskel-, Neuro-, Kreislauf-, Sinnesund Arbeitsphysiologie.
Weiterbildungszeit: 4 Jahre. Angerechnet werden können bis zu 1 Jahr Weiterbildung in Augenheilkunde oder Hals-Nasen-Ohrenheilkunde oder Innere Medizin oder Neurologie oder Psychiatrie und Psychotherapie.
Inhalt und Ziel der Weiterbildung: Physiologie des Bewegungsapparates, des Kreislaufsystems, des Sinnessystems sowie des zentralen Nervensystems. Vermittlung und Erwerb von Kenntnissen über Physik, Physikalische Chemie, Mathematik und Biostatistik einschließlich der Datenverarbeitung, Kybernetik und Bionik sowie Anatomie, Histologie und Zytologie.

35. Plastische Chirurgie
Definition: Die Plastische Chirurgie umfaßt die Wiederherstellung und Verbesserung der Körperform und sichtbar gestörten Körperfunktionen durch funktionswiederherstellende oder verbessernde plastisch-operative Eingriffe.
Weiterbildungszeit: 6 Jahre, davon 6 Monate in der nichtspeziellen plastischchirurgischen Intensivmedizin. Angerechnet werden können bis zu 1 Jahr Weiterbildung in Anästhesiologie oder Anatomie oder Chirurgie oder Neurochirurgie oder Orthopädie oder Urologie oder bis zu 1/2 Jahr Weiterbildung in Pathologie.
1 Jahr der Weiterbildung kann bei einem niedergelassenen Arzt abgeleistet werden.
Inhalt und Ziel der Weiterbildung: Konstruktive, rekonstruktive und ästhetischchirurgische Eingriffe, welche die sichtbare Form oder die sichtbare Funktion wiederherstellen oder verbessern, nach Verletzungen, erworbenen Defekten oder altersregressiven Veränderungen oder bei Fehlbildungen, einschließlich der plastischen Chirurgie Brandverletzter.
35.A.1 Fachkunde in Laborunter-

suchungen in der Plastischen Chirurgie
Mindestdauer der Weiterbildung: 1/2 Jahr
35.B.1 Fakultative Weiterbildung in der Speziellen Plastisch-Chirurgischen Intensivmedizin
Definition: Die Spezielle Plastisch-Chirurgische Intensivmedizin umfaßt die Intensivüberwachung und Intensivbehandlung von plastisch-chirurgischen Patienten, deren Vitalfunktionen oder Organfunktionen in lebensbedrohlicher Weise gestört sind und durch intensive therapeutische Verfahren unterstützt oder aufrechterhalten werden müssen.
Weiterbildungszeit: 2 Jahre. 1 1/2 Jahre der Weiterbildung in der Speziellen Plastisch-Chirurgischen Intensivmedizin müssen zusätzlich zur Gebietsweiterbildung abgeleistet werden. Angerechnet werden kann 1/2 Jahr Intensivmedizin während der Weiterbildung in der Plastischen Chirurgie.
Inhalt und Ziel der Weiterbildung: Theoretische Grundlagen und praktische Durchführung der Intensivüberwachung und Intensivbehandlung des Gebietes einschließlich der Behandlungsverfahren, Ernährungsregimes und speziellen intensivmedizinischen Verfahren des Gebietes.

36. Psychiatrie und Psychotherapie
Definition: Die Psychiatrie und Psychotherapie umfaßt Wissen, Erfahrungen und Befähigungen zur Erkennung, nichtoperativen Behandlung, Prävention und Rehabilitation hirnorganischer, endogener, persönlichkeitsbedingter, neurotischer und situativ-reaktiver psychischer Krankheiten oder Störungen einschließlich ihrer sozialen Anteile und psychosomatischen Bezüge unter Anwendung somato-, sozio- und psychotherapeutischer Verfahren.
Weiterbildungszeit: 5 Jahre, davon
- 1 Jahr Neurologie.
- 4 Jahre Psychiatrie und Psychotherapie, davon 3 Jahre im Stationsdienst.
Angerechnet werden können bis zu 1 Jahr Weiterbildung in Kinder- und Jugendpsych-

iatrie und -psychotherapie oder 1/2 Jahr Weiterbildung in Neurochirurgie oder Neuropathologie oder 6 Monate Tätigkeit in Neurophysiologie oder Medizinpsychologie.
2 Jahre der Weiterbildung können bei einem niedergelassenen Arzt abgeleistet werden.
Inhalt und Ziel der Weiterbildung: Theoretische Grundlagen, Diagnostik, Differentialdiagnostik und Therapie psychischer Erkrankungen und Störungen unter Anwendung der Somato-, Sozio- und Psychotherapie. Neurologie.
36 A.1 Fachkunde in Laboruntersuchungen in der Psychiatrie und Psychotherapie
Mindestdauer der Weiterbildung: 1/2 Jahr
36.B.1 Fakultative Weiterbildung Klinische Geriatrie
Definition: Die Klinische Geriatrie umfaßt Prävention, Erkennung, Behandlung und Rehabilitation körperlicher und seelischer Erkrankungen im biologisch fortgeschrittenen Lebensalter, die in besonderem Maße zu dauernden Behinderungen und dem Verlust der Selbständigkeit führen, unter Anwendung der spezifischen geriatrischen Methodik in stationären Einrichtungen mit dem Ziel der Wiederherstellung größtmöglicher Selbständigkeit.
Weiterbildungszeit: 2 Jahre. 1 1/2 Jahre der Weiterbildung in der Klinischen Geriatrie müssen zusätzlich zur Gebietsweiterbildung abgeleistet werden.
Inhalt und Ziel der Weiterbildung: Ätiologie, Pathogenese, Pathophysiologie und Symptomatologie von Erkrankungen und Behinderungen des höheren Lebensalters.

37. Psychotherapeutische Medizin
Definition: Die Psychotherapeutische Medizin umfaßt die Erkennung, psychotherapeutische Behandlung, die Prävention und Rehabilitation von Krankheiten und Leidenszuständen, an deren Verursachung psychosoziale Faktoren, deren subjektive Verarbeitung und/oder körperlich-seelische

Wechselwirkungen maßgeblich beteiligt sind.

Weiterbildungszeit: 5 Jahre, davon
- 3 Jahre Psychotherapeutische Medizin, davon 2 Jahre im Stationsdienst. - 1 Jahr Psychiatrie und Psychotherapie. Angerechnet werden können 1/2 Jahr Weiterbildung in Kinder- und Jugendpsychiatrie und-psychotherapie oder 6 Monate Tätigkeit in medizinischer Psychologie oder medizinischer Soziologie.
- 1 Jahr Innere Medizin. Angerechnet werden können 1/2 Jahr Weiterbildung in Haut- und Geschlechtskrankheiten oder Frauenheilkunde und Geburtshilfe oder Kinderheilkunde oder Neurologie oder Orthopädie.
2 Jahre der Weiterbildung können bei einem niedergelassenen Arzt abgeleistet werden.

Inhalt und Ziel der Weiterbildung: Theoretische Grundlagen, Diagnostik und Differentialdiagnostik seelisch bedingter und mitbedingter Krankheiten und solcher Leidenszustände, an deren Entstehung psychosomatische und somatopsychische Momente maßgeblich beteiligt sind, sowie in der differenzierten Indikationsstellung und selbständigen, eigenverantwortlich durchgeführten Psychotherapie im ambulanten und stationären Bereich, einschließlich präventiver und rehabilitativer Maßnahmen.

38. Rechtsmedizin
Definition: Die Rechtsmedizin umfaßt die Entwicklung, Anwendung und Beurteilung medizinischer und naturwissenschaftlicher Kenntnisse für die Rechtspflege.

Weiterbildungszeit: 5 Jahre, davon
- 1/2 Jahr Psychiatrie und Psychotherapie.
- 1 Jahr Pathologie.
- 31/2 Jahre in einem Institut für Rechtsmedizin. Angerechnet werden können 1/2 Jahr Weiterbildung in Allgemeinmedizin oder Anatomie oder Öffentliches Gesundheitswesen oder 6 Monate in klinischer oder theoretisch-medizinischer Tätigkeit.
1 Jahr der Weiterbildung kann bei einem niedergelassenen Arzt abgeleistet werden.

Inhalt und Ziel der Weiterbildung: Rechtsmedizinische Tätigkeit einschließlich der rechtsmedizinischen Sektionstechnik und der Erstattung von schriftlichen und mündlichen Gutachten über Kausalzusammenhänge im Rahmen der Todesermittlung und zu forensisch-psychopathologischen Fragestellungen sowie über Asservierung von Spuren Beurteilung von Verletzungen bei Lebenden und Toten, Beurteilung von Intoxikationen, forensische Serologie, gerichtsmedizinische Spurenkunde und Versicherungsmedizin. Rechtsstellung medizinischer Sachverständiger und psychiatrische Krankheitsbilder in Bezug zu forensischen Fragestellungen.

39. Strahlentherapie
Definition: Die Strahlentherapie umfaßt die Strahlenbehandlung einschließlich derjenigen mit strahlensensibilisierenden Substanzen und Verfahren mit Schwerpunkt in der Onkologie sowie den Strahlenschutz mit seinen physikalischen, biologischen und medizinischen Grundlagen.

Weiterbildungszeit: 5 Jahre, davon 1 Jahr im Stationdienst.
- 1 Jahr Diagnostische Radiologie.
- 3 Jahre Strahlentherapie.
1 Jahr der Weiterbildung kann bei einem niedergelassen Arzt abgeleistet werden.
Inhalt und Ziel der Weiterbildung:
Strahlenbiologie und Strahlenphysik, Bestrahlungsplanung mit Röntgensimulation und Schnittbildverfahren, Röntgen-Weichstrahltherapie und Nahbestrahlung, Orthovolttherapie, Teletherapie mit Teilchenbeschleunigern und radioaktiven Quellen und der Brachytherapie, im Schwerpunkt zur Behandlung von Tumoren im Rahmen der Onkologie bei interdisziplinären Therapiekonzepten sowie den Strahlenschutz mit seinen physikalischen, biologischen und medizinischen Grundlagen.
Chemotherapie und Immuntherapie bei neoplastischen Erkrankungen sowie immunologische und hormonelle Dysfunktionen und die therapeutische Anwendung

anderer Strahlenarten, die Gerätekunde einschließlich der Dosimetrie.

40. Transfusionsmedizin

Definition: Die Transfusionsmedizin umfaßt die Herstellung von Blutbestandteilkonserven und deren Aufbereitungen für spezielle Anwendungen, die Spendetauglichkeitsbeurteilung für die Durchführung von Blutspenden einschließlich Eigenblutspende, Plasmaund Zytapherese, der Erkennung besonderer Spenderisiken und der Behandlung von Zwischenfällen sowie der Techniken der präparativen und therapeutischen manuellen und apparativen Hämapherese und der Durchführung und Beurteilung immunhämatologischer Untersuchungen von Antigenen sowie Allo- und Autoantikörpern, der Blutbestandteile einschließlich der Durchführung und Beurteilung von Untersuchungen der transfusionsmedizinisch relevanten Infektions- und Gerinnungsparameter einschließlich der quantitativen und qualitativen hämatologischen Parameter der korpuskulären Blutbestandteile, der Kontrolle und Sicherung der Qualität von Blutbestandteilkonserven einschließlich der gesetzlichen Bestimmungen und Richtlinien.

Weiterbildungszeit: 5 Jahre, davon
- 2 Jahre Weiterbildung in Anästhesiologie oder Chirurgie oder Herzchirurgie oder Innere Medizin oder Orthopädie oder Urologie.
- 3 Jahre Transfusionsmedizin in Transfusionsdiensten oder transfusionsmedizinischen Instituten. Angerechnet werden können 1 Jahr Weiterbildung in Laboratoriumsmedizin oder 1/2 Jahr Weiterbildung in Mikrobiologie und Infektionsepidemiologie.
1 Jahr der Weiterbildung kann bei einem niedergelassenen Arzt abgeleistet werden .

Inhalt und Ziel der Weiterbildung: Spendetauglichkeitsbeurteilung, der Erkennung besonderer Spenderisiken und in der Behandlung von Zwischenfällen, der Herstellung von Blutbestandteilkonserven einschließlich der Aufbereitung für spezielle Anwendungen, den Techniken der präparativen und therapeutischen manuellen und apparativen Hämapherese, der Kontrolle und Sicherung der Qualität von Blutbestandteilkonserven, der Anwendung des technischen Gerätes des Gebietes, der Durchführung und Beurteilung immunhämatologischer Untersuchungen von Antigenen sowie Allo- und Autoantikörpern, der Durchführung und Beurteilung von Untersuchungen der transfusionsmedizinisch relevanten Infektionsmarker, Gerinnungsparameter und quantitativen und qualitativen hämatologischen Parameter der korpuskulären Blutbestandteile, in der Hämotherapie und in der Klinik der Herz-Kreislauf-Störungen sowie der Krankheiten des Blutes und der blutbildenden Organe, in der Beurteilung von EKG und Laboratoriumsdiagnostik soweit dies für die Spender- und Patientenüberwachung erforderlich ist, in der primären Notfallversorgung des Herz-Kreislaufversagens einschließlich der Schockbehandlung. Funktionsweise der Laboratoriumsgeräte und die Datenverarbeitung sowie die transfusionsmedizinisch relevanten klinisch-chemischen und mikrobiologischen Parameter und die Grundlagen der Hämogenetik.

41. Urologie

Definition: Die Urologie umfaßt die Prävention, Erkennung, Behandlung, Rehabilitation und Nachsorge der Erkrankungen, Fehlbildungen und Verletzungen des männlichen Urogenitalsystems und der weiblichen Harnorgane, die Kinderurologie, die urologische Onkologie und die Andrologie.

Weiterbildungszeit: 5 Jahre, davon
- 1 Jahr Chirurgie im Stationsdienst.
- 4 Jahre Urologie. Angerechnet werden können 1/2 Jahr Weiterbildung in Anatomie oder Frauenheilkunde und Geburtshilfe oder Kinderchirurgie oder Plastische Chirurgie.
1 Jahr der Weiterbildung kann bei einem niedergelassenen Arzt abgeleistet werden.

Inhalt und Ziel der Weiterbildung: Spezielle Anatomie, Physiologie, Pathologie und Pharmakologie, Diagnostik und Therapie des Gebietes einschließlich der Indikationsstellung, der Durchführung und Nachbehandlung urologischoperativer, endoskopischer und instrumenteller Eingriffe mit der selbständigen Durchführung der üblichen nichtspeziellen urologischen Eingriffe, der Lokal- und Regionalanästhesie des Gebietes, der Sonographie und der Röntgendiagnostik des Gebietes einschließlich des Strahlenschutzes, der Wiederbelebung und Schockbehandlung und den mikrobiellen Laboruntersuchungen des Gebietes. Allgemeine Chirurgie, insbesondere die Chirurgie der Bauchorgane, die Lokal- und Regionalanästhesie des Gebietes sowie die Indikationsstellung zur Isotopendiagnostik, Strahlen- und Lasertherapie des Gebietes und über die Durchführung der Laboratoriumsuntersuchungen des Gebietes.

41.A.1 Fachkunde in Laboruntersuchungen in der Urologie

Mindestdauer der Weiterbildung: 1/2 Jahr

41.B.1 Fakultative Weiterbildung Spezielle Urologische Chirurgie

Definition: Die Spezielle Urologische Chirurgie umfaßt die schwierigen Operationen, auch bei Fehlbildungen und Verletzungen des männlichen Urogenitalsystems und der weiblichen Harnorgane.

Weiterbildungszeit: 2 Jahre. 1 Jahr der Weiterbildung in Spezieller Urologischer Chirurgie muß zusätzlich zur Gebietsweiterbildung abgeleistet werden. Angerechnet werden können 1 Jahr urologische Chirurgie während der Weiterbildung in der Urologie.

Inhalt und Ziel der Weiterbildung: Große Eingriffe an Nieren, Harnleiter und im Retroperitoneum sowie große Eingriffe an der Blase einschließlich transurethraler Eingriffe, große Eingriffe an der Prostata und der Harnröhre und am Genitale einschließlich endoskopischer Eingriffe; hierzu gehört eine Mindestzahl selbständig durchgeführter operativer Eingriffe.

Abschnitt II
Bereiche (Zusatzbezeichnungen)

1. Allergologie

Definition: Die Allergologie umfaßt die durch Allergene ausgelösten Erkrankungen verschiedenster Organsysteme einschließlich deren Prävention, Diagnostik und Behandlung.

Weiterbildungszeit:

1. 4 Jahre klinische Tätigkeit oder Gebietsbezeichnung.

2. 2 Jahre Weiterbildung. Bis zu 6 Monaten kann die Weiterbildung an einem Institut für Immunologie oder Klinisch-Immunologische Diagnostik angerechnet werden. Hautärzte müssen über ihre Mindestweiterbildungszeit im Gebiet hinaus eine mindestens 15-monatige Weiterbildung bei einem befugten Arzt nachweisen. Hals-Nasen-Ohren-Ärzte, Internisten mit der Schwerpunktbezeichnung Pneumologie und Kinderärzte müssen über ihre Mindestweiterbildungszeit im Gebiet/Schwerpunkt hinaus eine mindestens 18-monatige Weiterbildung bei einem befugten Arzt nachweisen.

3. Die Weiterbildung wird mit einer Prüfung abgeschlossen.

Weiterbildungsinhalt: Grundlagen allergischer und immunologischer Erkrankungen; Pathogenese, Klinik, Prognose, Prävention spezifisch allergischer Erkrankungen; Diagnostik allergischer Erkrankungen einschließlich Durchführung von Epikutan-, Scratch-, Prick- und Intrakutan-Testen einschließlich der Provokationsteste und der dazugehörigen Meßmethoden; spezielle Therapie allergischer Erkrankungen einschließlich der Hyposensibilisierung; Behandlung des allergischen Schocks; Grundlagen der Technik, Indikationsstellung und Auswertung immunologischer Methoden zum Nachweis von Antikörpern oder sensibilisierten T-Zellen.

2. Balneologie und Medizinische Klimatologie

Definition: Die Balneo- und medizinische Klimatologie umfaßt die Therapie mit ortsgebundenen natürlichen Heilquellen,- sedimenten und -gasen in Form von Bädern, Trinkkuren und Inhalationen nach festgelegtem Heilplan bei komplexer Nutzung von Diät, Ruhe und Bewegung einschließlich der Einbeziehung landschaftlicher und klimatischer Faktoren.

Weiterbildungszeit:

1. Mindestens 2 Jahre klinische Tätigkeit.
2. Einführungskurs für medizinische Balneologie und Klimatologie von 3 Wochen Dauer.
3. Aufbaukurs für medizinische Balneologie und Klimatologie von insgesamt 3 Wochen Dauer.
4. Erwerb von Kenntnissen in der Kurmedizin in mindestens ljähriger Tätigkeit in einem staatlich anerkannten und im Deutschen Bäderkalender aufgeführten Heilbad oder Kurort. Die Bezeichnung Badearzt oder Kurarzt darf nur geführt werden, wenn der Arzt in einem amtlich anerkannten Bade- oder Kurort als Bade- oder Kurarzt tätig ist.

Weiterbildungsinhalt: s.o.

3. Betriebsmedizin

Definition: Die Betriebsmedizin umfaßt die Vorbeugung und Erkennung von durch das Arbeitsgeschehen verursachten Erkrankungen sowie Maßnahmen zur Unfallverhütung.

Weiterbildungszeit:

1. Mindestens 2 Jahre klinischen Tätigkeit, davon 12 Monate klinische oder poliklinische Weiterbildung im Gebiet Innere Medizin.
2. Teilnahme an einem 3monatigen theoretischen Kurs über Arbeitsmedizin, der in höchstens 6 Abschnitte geteilt werden darf.
3. 9 Monate Weiterbildung in der Betriebs- oder Arbeitsmedizin. Diese Voraussetzung gilt auch als erfüllt, wenn Ärzte auf der Grundlage des § 3, Abs. 3 der Unfallverhütungsvorschrift "Betriebsärzte" (VBG 123) eine mindestens 2jährige durchgehende regelmäßige Tätigkeit als

Betriebsarzt in einem geeigneten Betrieb oder eine gleichwertige Tätigkeit (z. B. als Gewerbearzt) nachweisen, wobei der Erwerb eines gleichwertigen Weiterbildungsstandes in einer Prüfung nachgewiesen werden muß.

4. Die Zusatzbezeichnung Betriebsmedizin darf vom Arzt nur an der Stätte seiner betriebsärztlichen Tätigkeit geführt werden.

Weiterbildungsinhalt: Aufgaben und Organisation der Arbeitsmedizin einschließlich der Berufskunde, der Arbeits- und Industriehygiene und der Arbeitsphysiologie sowie der Arbeits- und Betriebspsychologie und -soziologie; der Klinik der Berufskrankheiten; den speziellen arbeitsmedizinischen Untersuchungen einschließlich der arbeitsmedizinischen Vorsorgeuntersuchungen; dem Arbeits- und Unfallschutz einschließlich der Arbeitsschutz- und Verhütungsvorschriften; Epidemiologie, Statistik und Dokumentation; den Grundlagen des Systems der sozialen Sicherung; der Begutachtung.

4. Bluttransfusionswesen

Definition: Das Bluttransfusionswesen umfaßt die Lagerungsbedingungen und lagerungsbedingten Veränderungen von Blut- und Blutbestandteilkonserven sowie die Bereitstellung von Blut- und Blutbestandteilkonserven zu deren medizinischer Anwendung einschließlich der therapeutischen Effekte.

Weiterbildungszeit:

1. 2 Jahre klinische Tätigkeit oder die Anerkennung als Laborarzt oder Klinischer Pharmakologe oder Facharzt für Pharmakologie und Toxikologie.
2. 1 Jahr Weiterbildung im Blutspendedienst bzw. in einer Abteilung für Transfusionsmedizin; 1/2 Jahr Weiterbildung kann bei Laborärzten in medizinischer Mikrobiologie und/oder Serologie angerechnet werden.

Weiterbildungsinhalt: Lagerungsbedingungen und lagerungsbedingten Veränderungen von Blut- und Blutbestandteilkonserven einschließlich autologer Präparate;

den therapeutischen Effekten der Applikation von Blut- und Blutbestandteilkonserven; der Bereitstellung von Blut- und Blutbestandteilkonserven zur Transfusion und Austauschtransfusion; den Richtlinien zur Blutgruppenbestimmung und Bluttransfusion sowie anderen Rechtsvorschriften; der prätransfusionellen Blutgruppenserologie; den transfusionsbedingten Nebenwirkungen und Zwischenfällen.

5. Chirotherapie

Definition: Die Chirotherapie umfaßt die Erkennung und Behandlung funktioneller, reversibler Erkrankungen des Bewegungssystems einschließlich ihrer Folgeerscheinungen mittels besonderer manueller Untersuchungs- und Behandlungstechniken.

Weiterbildungszeit:
1. Mindestens 2 Jahre klinische Tätigkeit.
2. Teilnahme an einem Einführungskurs von mindestens 12 Stunden Dauer über theoretische Grundlagen und Untersuchungsmethoden manueller Befunderhebung an der Wirbelsäule und den Extremitätengelenken.
3. Teilnahme an einem 1wöchigen klinischen Kurs in einer orthopädischen Abteilung. Diese Voraussetzung gilt bei Nachweis einer mindestens 1/2jährigen Weiterbildung in Orthopädie als erfüllt.
4. Teilnahme an einem Kurs von 60 Stunden oder 2 Kursen von 36 Stunden über Untersuchungstechniken, Mobilisationen und Manipulationen an den Extremitätengelenken.
5. Teilnahme an 3 Kursen von je 60 Stunden oder 5 Kursen von je 36 Stunden über Untersuchungsmethoden, Weichteiltechniken, Mobilisationen, gezielte Manipulationen und Übungsbehandlungen an allen Wirbelgelenken sowie die Radiologie unter chirotherapeutischen Gesichtspunkten. Die Kurse (Abs. 4 und 5) sollen in Abständen von mindestens 3 Monaten absolviert werden.

Weiterbildungsinhalt: s.o.

6. Flugmedizin

Definition: Die Flugmedizin umfaßt die Luft- und Raumfahrtmedizin, einschließlich der physikalischen und medizinischen Besonderheiten des Aufenthaltes in Luft- und Weltraum, sowie des Wohlergehens des fliegenden Personals und von Passagieren.

Weiterbildungszeit:
1. 2 Jahre Weiterbildung in Innere Medizin oder 5 Jahre Tätigkeit an einem flugmedizinischen Institut.
2. Teilnahme an einem mindestens 4wöchigen Einführungslehrgang oder einem 3wöchigen Einführungslehrgang von mindestens 180 Stunden in die Flugmedizin.

Weiterbildungsinhalt:
1. Erwerb eines Luftfahrerscheines. Fliegerärzten kann der Erwerb eines Luftfahrerscheins dann erlassen werden, wenn sie bei Erwerb der Voraussetzungen zur Zusatzbezeichnung Flugmedizin und den hierzu verlangten Kursen eine mindestens 4jährige praktische Tätigkeit als Fliegerarzt nachweisen und die Anerkennung als Fliegerarzt erhalten haben.
2. Cockpit-Erfahrungen in großen Verkehrsflugzeugen bei Flügen über mehrere Zeitzonen.
3. Klinische Flugphysiologie und Flugmedizin; dazu gehört die Beurteilung der Leistungsfähigkeit und Fliegerverwendungsfähigkeit aus internistischer, nervenärztlicher, augenärztlicher, hals-nasenohrenärztlicher und zahngesundheitlicher Sicht; der Flugpsychologie; den gesetzlichen Bestimmungen und einschlägigen Richtlinien; den Flugreisetauglichkeitsbestimmungen; Transport von Kranken und Behinderten in Verkehrsflugzeugen; FREMEC- und MEDA-Formularen der IATA für kranke und behinderte Passagiere; der medizinischen Ausrüstung an Bord von Verkehrsflugzeugen; tropen- und flugmedizinischer Beratung von Fernreisenden über Malariaprophylaxe, Impfungen und Einreisebestimmungen, Hygienemaßnahmen in den Tropen, Jetlag und Medikamentenanpassung bei chronisch

Erkrankten (z. B. Insulinregime unter Zeitzonenverschiebung).

7. Handchirurgie
Definition: Die Handchirurgie umfaßt die Diagnostik, Indikationsstellung, operative und nichtoperative Behandlung der Verletzungen, Fehlbildungen und Tumoren der Hand sowie die Rekonstruktion nach Verletzungen oder Erkrankungen der Hand einschließlich mikrochirurgischer Techniken.
Weiterbildungszeit:
1. Anerkennung für die Gebiete Chirurgie oder Plastische Chirurgie oder Orthopädie.
2. 3 Jahre ganztägige Weiterbildung.
3. Die Weiterbildung wird mit einer Prüfung abgeschlossen.
Weiterbildungsinhalt: Pathophysiologie der Verletzungen und Erkrankungen der Hand; der Diagnostik und Therapie von Verletzungen der Hand einschließlich der mikrochirurgischen Technik zur Retransplantation und der Bildung freier Lappen zur Deckung postraumatischer oder tumorbedingter Haut-Weichteil-Defekte; der Behandlung nach Verletzungen oder Erkrankungen der Hand; der Rehabilitation und Nachsorge der Verletzungen und Erkrankungen der Hand.

8. Homöopathie
Definition: Die Homöopathie umfaßt die besondere Form der arzneilichen Regulationstherapie zur Steuerung der individuellen körpereigenen Regulation.
Weiterbildungszeit:
1. Mindestens 2 Jahre klinische Tätigkeit.
2. Theoretische und praktische Beschäftigung mit homöopathischen Heilverfahren über mindestens 3 Jahre oder eine ljährige Weiterbildung an einem Krankenhaus.
3. Teilnahme an 6 Kursen von einer Woche Dauer mit 40 Stunden oder wahlweise an einem 6-monatigen Kurs in der homöopathischen Therapie.
Weiterbildungsinhalt: Unterschiedlicher Therapieansatz der Homöopathie; der Indikationsstellung für eine Homöotherapie; der homöopathischen Lehre der

akuten und chronischen Krankheiten; der Dokumentation einer Mindestzahl eigener Behandlungsfälle und der Arzneidiagnose an vorgegebenen Krankheitsfällen.

9. Medizinische Genetik
Definition: Die Medizinische Genetik umfaßt die Klinische Diagnostik und Differentialdiagnostik genetisch bedingter Erkrankungen unter Berücksichtigung labordiagnostischer Möglichkeiten sowie die Risikoermittlung und genetische Beratung der Patienten und deren Familien.
Weiterbildungszeit:
1. 4 Jahre klinische Tätigkeit oder Gebeitsanerkennung.
2. 2 Jahre Weiterbildung in klinischer Genetik und genetischer Beratung.
3. Nachweis der selbständigen Durchführung der genetischen Beratung in mindestens 100 Fällen bei mindestens 30 verschiedenen Problemstellungen oder Krankheitsbildern.
4. Die Weiterbildung wird mit einer Prüfung abgeschlossen.
Weiterbildungsinhalt: Theoretische Grundlagen der molekularen Genetik und der Zytogenetik; den wichtigsten Stoffwechselerkrankungen; der genetischen Diagnostik einschließlich Pränataldiagnostik; der genetischen Beratung; den Prinzipien der Behandlung genetischer Krankheiten; der Begutachtung:

10. Medizinische Informatik
Definition: Die Medizinische Informatik umfaßt die systematische Verarbeitung von Informationen in der Medizin durch die Modellierung von informationsverarbeitenden Systemen unter der Zielsetzung, diese zu beschreiben, analysieren, konstruieren und bewerten, wobei eigenständige Methoden der Medizinischen Informatik, der Informatik, der Mathematik und der Biometrie angewandt werden und die praktische Systemrealisierung wesentlich durch den Einsatz von Computern erfolgt.
Weiterbildungszeit:
1. Mindestens 2 Jahre klinische Tätigkeit.

2. 1 1/2 Jahre Weiterbildung.
Weiterbildungsinhalt: Medizinischer
Dokumentation, Informationssystemen
des Gesundheitswesens, Wissensbasierte
Systeme, Bildverarbeitung, Biosignalver-
arbeitung, Qualitätssicherung, Datenschutz, angewandter Informatik, medizinische Biometrie, betriebswirtschaftliche
Aspekte des Gesundheitswesens.

11. Naturheilverfahren

Definition: Naturheilverfahren umfassen
im Rahmen der Gesamtmedizin die Anre-
gung der individuellen körpereigenen
Ordnungs- und Heilkräfte durch Anwendung nebenwirkungsarmer oder -freier
natürlicher Mittel.
Weiterbildungszeit:
1. Mindestens 2 Jahre klinische Tätigkeit.
2. Teilnahme an 4 Kursen über naturge-
mäße Heilweisen von je 1 Woche Dauer.
3. 3 Monate Weiterbildung. Die 3monati-
ge Weiterbildung kann auch in Abschnitten von jeweils mindestens 2 Wochen
durchgeführt werden.
4. Die Voraussetzungen (Abs. 2 und 3)
für die Zusatzbezeichnung Naturheilverfahren sind auch erfüllt, wenn der Arzt
eine mindestens 6monatige Weiterbildung
in einer Krankenhauseinrichtung für
Naturheilverfahren nachweist.
Weiterbildungsinhalt: Hydro- und Thermo-
therapie, Bewegungstherapie einschließlich der Atemtherapie, Massageverfahren
des Bereiches, Ernährungstherapie,
Phytotherapie, Ordnungstherapie, auslei-
tende Verfahren, Anwendung anderer
Therapieprinzipien.

12. Phlebologie

Definition: Die Phlebologie umfaßt die
Prävention, Erkennung, Behandlung und
Rehabilitation der Erkrankungen und Fehlbildungen des Venensystems derunteren
Extremitäten einschließlich deren throm-
botischer Erkrankungen.
Weiterbildungszeit:
1. Mindestens 2 Jahre klinische Tätigkeit.
2. 1 1/2 Jahre Weiterbildung.

3. Die Weiterbildung wird mit einer Prüfung abgeschlossen.
Weiterbildungsinhalt: Quantifizierende
apparative Meßverfahren; Erkennung,
Behandlung und Nachbehandlung der
thromboembolischen Krankheiten einschließlich derAntikoagulation; Diagnostik der Erkrankungen im Endstrombe-
reich und im Lymphgefäßssystem im
Zusammenhang mit Venenerkrankungen
insbesondere der unteren Extremitäten;
Sklerosierungstherapie sowie in der
Behandlung der chronischen Veneninsuffi-
zienz und ihrer Komplikationen; Kompres-
sionstherapie; operative Behandlung von
Venenkrankheiten sowie deren Nachbehandlung.

13. Physikalische Therapie

Definition: Die Physikalische Therapie
umfaßt die Anwendung physikalischer
Fakto-ren (mit Ausnahme ionisierender
Strahlen) in Prävention, Therapie und
Rehabilitation.
Weiterbildungszeit:
1. Mindestens 2 Jahre klinische Tätigkeit.
Die Weiterbildung hat sich auch auf
Aufgaben der medizinischen Prävention
und Rehabilitation zu erstrecken.
2. 2 Jahre Weiterbildung.
3. Die im Rahmen der Weiterbildung für
das Gebiet nachgewiesene Weiterbildung
in physikalischer Therapie kann bei
Internisten und Orthopäden bis zu 1 1/2
Jahren, bei Chirurgen bis zu 1 Jahr angerechnet werden.
4. Teilnahme an einem 4wöchigen Kurs
von insgesamt 160 Stunden Dauer über
die Grundlagen und Techniken der physikalischen Medizin unter Berücksichtigung
der Prävention und Rehabilitation.
5. Das Recht zum Führen der Zusatzbezeichnung ist davon abhängig, daß in
mindestens sechs der nachstehenden
Therapieformen ausreichende Behandlungsmöglichkeiten mit entsprechender
räumlicher und apparativer Ausstattung
sowie qualifizierter personeller Besetzung
vorhanden sind und die Behandlung vom
Arzt ständig überwacht wird:

5.1 Krankengymnastik und Bewegungstherapie

5.2 Massage

5.3 Extensionsbehandlung

5.4 Wärme- oder Kältebehandlung

5.5 Elektrotherapie, Ultraschallbehandlung

5.6 Hydrotherapie, Bäderbehandlung

5.7 Lichttherapie

5.8 Aerosoltherapie

5.9 Klimatherapie

Bei der Auswahl der erforderlichen Behandlungsmöglichkeiten sollen die gebietsspezifischen Erfordernisse des Arztes berücksichtigt werden, ebenso eventuelle ortsgebundene Therapiemöglichkeiten an Kurorten oder Heilbädern.

Weiterbildungsinhalt: Grundlagen, Diagnostik, Indikationen und Wirkprinzipien der Physikalischen Medizin einschließlich ihrer Anwendung in Prävention und Rehabilitation.

14. Plastische Operationen

Definition: Die Plastischen Operationen umfassen die konstruktiven und rekonstruktiven plastischen operativen Eingriffe, welche Form, Funktion und Ästhetik wiederherstellen oder verbessern.

Weiterbildungszeit:

1. Anerkennung für die Gebiete Hals-Nasen-Ohren-Heilkunde oder Mund-Kiefer-Gesichtschirurgie.

1.1 2 Jahre Weiterbildung in plastisch-chirurgischen Eingriffen der Hals-Nasen-Ohrenheilkunde für Hals-Nasen-Ohrenärzte.

1.2 3 Jahre Weiterbildung in plastisch-chirurgischen Eingriffen der Mund-Kiefer-Gesichtschirurgie für Mund-Kiefer-Gesichtschirurgen.

2. Die Weiterbildung wird mit einer Prüfung abgeschlossen.

Weiterbildungsinhalt: 1. Hals-Nasen-Ohrenärzte

Plastische Operationen des Bereiches.

2. Mund-Kiefer-Gesichtschirurgen

Plastische Operationen des Bereiches.

15. Psychoanalyse

Definition: Die Psychoanalyse umfaßt die Erkennung und psychoanalytische Behandlung von Krankheiten und Störungen, denen unbewußte seelische Konflikte zugrunde liegen, einschließlich der Anwendung in der Prävention und Rehabilitation sowie zum Verständnis unbewußter Prozesse in der Arzt-Patienten-Beziehung.

Weiterbildungszeit:

1. 2 Jahre klinische Tätigkeit, davon 1 Jahr Weiterbildung in Psychiatrie und Psychotherapie bei einem mindestens zur 2jährigen Weiterbildung in Psychiatrie und Psychotherapie befugten Arzt.

2. 5 Jahre Weiterbildung in tiefenpsychologisch fundierter und analytischer Psychotherapie, ständig begleitend während der gesamten Weiterbildungszeit.

3. Bei Ärzten mit mindestens 5jähriger praktischer Berufstätigkeit kann die vorgeschriebene Weiterbildung in Psychiatrie und Psychotherapie durch den Nachweis des Erwerbs entsprechender psychiatrischer Kenntnisse ersetzt werden, soweit der Erwerb eines gleichwertigen Weiterbildungsstandes in einem Fachgespräch nachgewiesen ist. Weiterbildungsinhalt:

Grundlagen der Psychoanalyse; Verfahren der Psychoanalyse; psychiatrische Diagnostik; weitere Verfahren der Psychoanalyse; Selbsterfahrung in einer Lehranalyse; psychoanalytische Behandlung, hierzu gehört eine Mindestzahl dokumentierter psychoanalytischer Behandlungsstunden bei einer Mindestzahl von Fällen einschließlich deren Supervision.

16. Psychotherapie

Definition: Die Psychotherapie umfaßt die Erkennung, psychotherapeutische Behandlung, Prävention und Rehabilitation von Erkrankungen, an deren Verursachung psychosoziale Faktoren einen wesentlichen Anteil haben, sowie von Belastungsreaktionen in Folge körperlicher Erkrankungen. *Weiterbildungszeit:*

1. 2 Jahre klinische Tätigkeit, davon 1 Jahr Weiterbildung in Psychiatrie und Psychotherapie bei einem mindestens zur 2jährigen Weiterbildung in Psychiatrie

und Psychotherapie befugten Arzt. Auf die Weiterbildung in der Psychiatrie und Psychotherapie können 1/2 Jahr Weiterbildung in Kinder- und Jugendpsychiatrie und -psychotherapie oder Psychotherapeutische Medizin angerechnet werden.

2. 3 Jahre Weiterbildung in der Psychotherapie, ständig begleitend während der gesamten Weiterbildungszeit.

3. Bei Ärzten mit mindestens 5jähriger praktischer Berufstätigkeit kann die vorgeschriebene Weiterbildung in der Psychiatrie und Psychotherapie durch den Nachweis des Erwerbs entsprechender psychiatrischer Kenntnisse ersetzt werden, soweit der Erwerb eines gleichwertigen Weiterbildungsstandes in einem Fachgespräch nachgewiesen ist.

Weiterbildungsinhalt: Grundlagen der Psychotherapie; Verfahren der Psychotherapie; psychiatrische Diagnostik; Teilnahme an einer kontinuierlichen Balint-Gruppe, hierzu gehört eine Mindestzahl von Teilnahmestunden; Selbsterfahrung, hierzu gehört eine Mindestzahl von Teilnahmestunden in einer Einzel- oder Gruppenselbsterfahrung; psychotherapeutische Behandlung, hierzu gehört eine Mindestzahl dokumentierter tiefenpsychologischer oder verhaltenstherapeutischer Behandlungen einschließlich deren Supervision

17. Rehabilitationswesen

Definition: Das Rehabilitationswesen umfaßt neben den Grundlagen der Rehabilitationsmedizin insbesondere die rehabilitativen Verfahrensweisen und Arbeitstechniken im ambulanten und stationären Bereich sowie die Einleitung und Durchführung von Rehabilitationsmaßnahmen in Zusammenarbeit mit anderen Rehabilitationsinstitutionen.

Weiterbildungszeit:

1. Anerkennung für ein Gebiet oder vier Jahre anrechnungsfähige Weiterbildungszeiten.

2. Teilnahme an einem vierwöchigen theoretischen Grundkurs und vierwöchigen theoretischen Aufbaukurs für Rehabilitation.

3. 1 Jahr Weiterbildung; sechs Monate Weiterbildung im nichtstationären Bereich können angerechnet werden.

Weiterbildungsinhalt: Grundlagen der Rehabilitationsmedizin; Beschreibung und Begriffsbestimmung von Schaden, funktioneller Beeinträchtigung und sozialer Auswirkung; Erkennung der Auswirkungen bleibender Gesundheitsschäden auf Funktion, Verhalten und soziale Entwicklung; Analyse der häufigsten Behinderungsarten und ihrer Auswirkungen in verschiedenen Altersgruppen projiziert auf die sozialen Bezugsfelder; Verfahrensweisen und Arbeitstechniken der Rehabilitation im ambulanten und stationären Bereich; verschiedenen Institutionen der Rehabilitation; Träger der Rehabilitation; rechtlichen Grundlagen der Rehabilitation; berufliche und soziale Eingliederung/Wiedereingliederung und die damit verbundenen psychosozialen Aspekte auch außerhalb der Institutionen; Einleitung, Durchführung und Abschluß von Rehabilitationsmaßnahmen einschließlich lebens-/arbeitsbegleitender Beratung und Kooperation mit anderen Diensten im ambulanten Bereich; Erarbeitung des weiterführenden Rehabilitationsvorschlages; Sozialmedizin und Epidemiologie; medizinischen Dokumentation und Statistik; Besonderheiten von Verläufen chronischer Erkrankungen; Prävention; Gesundheitserziehung; in der Rehabilitation tätigen Berufsgruppen.

18. Sozialmedizin

Definition: Die Sozialmedizin umfaßt die Untersuchung der Häufigkeiten und der Verteilung der Volkskrankheiten im Zusammenhang mit der sozialen und natürlichen Umwelt, sowie der Organisation des Gesundheitswesens einschließlich der Einrichtungen der sozialen Sicherung, der Begutachtung und der wissenschaftlichen Bewertung.

Weiterbildungszeit:

1. Anerkennung für ein Gebiet oder 4 Jahre anrechnungsfähige Weiterbildungszeiten.

2. Teilnahme an einem 4wöchigen theoretischen Grundkurs und 4wöchigen theoretischen Aufbaukurs für Sozialmedizin.
3. 1 Jahr Weiterbildung in Sozialmedizin.
Die Zusatzbezeichnung Sozialmedizin darf vom Arzt nur an der Stätte seiner sozialmedizinischen Tätigkeit geführt werden.
Weiterbildungsinhalt: Theoretische Grundlagen der Sozialmedizin; System der sozialen Sicherheit und dessen Gliederung; Aufgaben und Strukturen der Sozialleistungsträger: Kranken-, Renten- und Unfallversicherung, Arbeitsund Versorgungsverwaltung sowie Sozialhilfe und Sozialleistungen im öffentlichen Dienst; sozialmedizinisch relevante leistungsrechtlichen Begriffen und Rechtsgrundlagen; Struktur der Rehabilitation; sozialmedizinische Gutachtertätigkeiten

19. Sportmedizin

Definition: Die Sportmedizin umfaßt die Beziehungen zwischen den Funktionen des menschlichen Organismus und seinen Leistungen in den verschiedenen sportlichen Disziplinen sowie die Verhütung und Behandlung von Sportschäden und Sportverletzungen.
Weiterbildungszeit:
1. 2 Jahre klinische Tätigkeit, auf die eine einjährige ganztägige Weiterbildung an einem sportmedizinischen Institut anrechenbar ist.
2. Teilnahme an Einführungskursen in Theorie und Praxis der Leibesübungen von insgesamt mindestens 120 Stunden Dauer und Teilnahme an sportmedizinischen Kursen von insgesamt mindestens 120 Stunden Dauer und 1jährige praktische sportärztliche Tätigkeit in einem Sportverein oder Sportbund oder
3. 1jährige ganztägige Weiterbildung an einem sportmedizinischen Institut.
Weiterbildungsinhalt: Allgemeine Sportmedizin und ihre physiologischen und ernährungsphysiologischen Grundlagen; Sportmedizin des Leistungssportes; praktische Sportmedizin; psychologische Probleme des Sportes; sportmedizinische Prävention und Rehabilitation; Belast-

barkeit im Kindes- und Jugendalter; spezielle Problemen des Haltungs- und Bewegungsapparates beim Sport; Sportpädagogik.

20. Stimm- und Sprachstörungen

Definition: Stimm- und Sprachstörungen umfassen sowohl die frühkindlich erworbenen audiogenen, wie auch aus anderen Gründen zustandegekommenen Störungen der Stimme und Sprache.
Weiterbildungszeit:
1. 2 Jahre klinische Tätigkeit, auf die Weiterbildungsabschnitte (Abs. 2 und 3) anrechenbar sind.
2. Eine mindestens 1jährige Weiterbildung in der diagnostischen Hals-Nasen-Ohrenheilkunde.
3. Eine 6monatige Weiterbildung in Stimm- und Sprachstörungen.
Weiterbildungsinhalt: Ätiologie, Symptomatologie, Diagnostik, Differentialdiagnostik bei Stimmstörungen, Sprachstörungen und Sprechstörungen aller Altersstufen; Therapie der Stimm-, Sprach- und Sprechstörungen.

21. Tropenmedizin

Definition: Die Tropenmedizin umfaßt die an tropische Klimabedingungen gebundenen und durch die besonderen Lebensumstände in tropischen Entwicklungsländern bedingten Gesundheitsstörungen einschließlich deren Epidemiologie, Prävention, Diagnostik, Therapie und Bekämpfung, insbesondere der tropischen Infektionskrankheiten sowie die damit in Zusammenhang stehende anwendungsorientierte Gesundheitssystemforschung.
Weiterbildungszeit:
1. Teilnahme an einem Kurs über Tropenkrankheiten und medizinische Parasitologie an einem von einer Ärztekammer anerkannten tropenmedizinischen Institut von mindestens 3 Monaten Dauer.
2. Mindestens 1 Jahr Weiterbildung außerhalb der Tropen in einem Tropenkrankenhaus, einer tropenmedizinischen Fachabteilung oder der klinischen Ambulanz eines Tropeninstituts.

3. Eine ljährige praktische Tätigkeit in
den Tropen, in einer klinischen Ambulanz, auf einer allgemeinen Krankensta-
tion oder auf einer Station für Innere
Krankheiten oder Kinderkrankheiten,
soweit die Behandlung von Tropenkrankheiten dort einen wesentlichen Anteil der
ärztlichen Tätigkeit ausmacht.

Weiterbildungsinhalt: Theoretische Grundlagen der Tropenkrankheiten; Pathologie
und Pathphysiologie der Tropenkrankheiten; Klinik und Therapie der Tropenkrankheiten; medizinische Praxis und Gesund-
heitswissenschaft in tropischen und
subtropischen Entwicklungsländern.

22. Umweltmedizin

Definition: Die Umweltmedizin umfaßt
die medizinische Betreuung von Einzelpersonen mit gesundheitlichen Beschwerden
oder auffälligen Untersuchungsbefunden,
die von ihnen selbst oder ärztlicherseits
mit Umweltfaktoren in Verbindung
gebracht werden.

Weiterbildungszeit:

1. Anerkennung für ein Gebiet oder 4
Jahre anrechnungsfähige Weiterbildungszeiten.

2. 11/2 Jahre Weiterbildung in Umweltmedizin, hiervon nicht mehr als 6 Monate
theoretische Weiterbildung in Umweltmedizin.

3. Teilnahme an einem Kurs über Umweltmedizin von 200 Stunden Dauer, der
innerhalb von 24 Monaten absolviert
werden muß.

Weiterbildungsinhalt: Prävention, Diagnose und Behandlung von Erkrankungen,
die mit Umweltnoxen in Verbindung
gebracht werden, Erstellung umweltmedizinischer Gutachten.

Sachverzeichnis

Keine Angst vor der Doktorarbeit!

E.-M. Baur, M. Greschner, L. Schaaf

Praktische Tips für die medizinische Doktorarbeit

Mit Hilfe dieses Taschenbuchs wird die Doktorarbeit für Medizinstudenten garantiert kein Alptraum! In kurzer, prägnanter und anschaulicher Form liefert es einen unschätzbaren Fundus an wichtigen Informationen, den sich die Autoren im Verlauf ihrer eigenen Doktorarbeiten angeeignet haben. Von der Suche nach einem geeigneten Thema und dem Umgang mit dem Doktorvater über die Erstellung einer ersten Gliederung und die Beschaffung der benötigten Literatur bis hin zur eigentlichen Manuskriptanfertigung und Vervielfältigung werden alle wichtigen Aspekte abgehandelt. Auch vor einem Kapitel über Statistik oder über Rechtschreibprobleme haben sich die Autoren nicht gescheut. Ein Anhang mit nützlichen Adressen rundet die Darstellung ab. Dieses Buch gibt unersetzliche Tips und Tricks, es hilft auch kostbare Zeit sparen.

2., korr. Aufl. 1995.
XI, 143 S. 10 Abb.
Brosch. **DM 26,-**;
öS 202,80; sFr 26,-
ISBN 3-540-59002-1

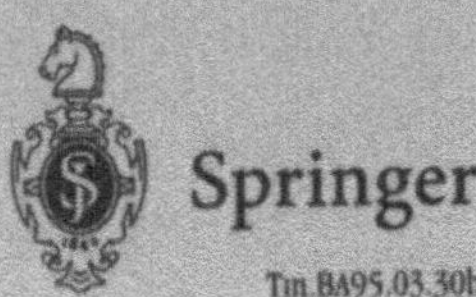

Preisänderungen vorbehalten

Tm.BA95.03.30b